ÉTUDE CLINIQUE

SUR

L'OUVERTURE DES ANÉVRISMES DE L'AORTE DANS LA TRACHÉE, LES BRONCHES ET LES POUMONS

PAR

Le Dr Pierre GRANGE

Licencié ès sciences naturelles,
Ex-Interne des Hôpitaux et de la Clinique d'Accouchements de Lyon,
Moniteur de Clinique médicale à l'Université.

LYON

A. REY & Cie, IMPRIMEURS-ÉDITEURS DE L'UNIVERSITÉ

4, RUE GENTIL, 4

1902

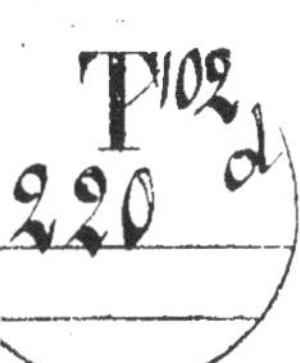

ÉTUDE CLINIQUE

SUR

L'OUVERTURE DES ANÉVRISMES

DE L'AORTE

DANS LA TRACHÉE, LES BRONCHES ET LES POUMONS

ÉTUDE CLINIQUE

SUR

L'OUVERTURE DES ANÉVRISMES

DE L'AORTE

DANS LA TRACHÉE, LES BRONCHES ET LES POUMONS

PAR

Le Dr Pierre GRANGE

Licencié ès sciences naturelles,
Ex-Interne des Hôpitaux et de la Clinique d'Accouchements de Lyon,
Moniteur de Clinique médicale à l'Université.

LYON

A. REY & Cie, IMPRIMEURS-ÉDITEURS DE L'UNIVERSITÉ

4, RUE GENTIL, 4

—

1902

INTRODUCTION

Les anévrismes de l'aorte ont donné lieu à de si nombreuses publications qu'un travail sur ce sujet pourrait paraître inutile ; cependant, bien souvent, cette terrible affection passe inaperçue ou n'est pas diagnostiquée. Faire connaître un point de son histoire et chercher à préciser les rapports des ectasies de l'aorte avec les voies respiratoires, poumons, trachée et bronches, tel est le but de notre travail.

C'est pendant que nous étions interne dans le service de notre maître, M. le professeur Lépine, que nous avons eu l'attention attirée sur le sujet que nous étudions. Un homme jeune, encore, était entré salle Sainte-Elisabeth, il était tuberculeux et comme il présentait des signes de compression de la bronche gauche, on pensa qu'un petit ganglion comprimait cette dernière, car un examen radioscopique n'avait rien montré dans le médiastin. Quelques jours après, il succombait à une hémoptysie foudroyante, et, nous fûmes très étonné à l'autopsie, de voir qu'un tout petit anévrisme s'était ouvert dans la bronche gauche. C'est alors que M. le professeur Lépine nous suggéra l'idée de ce travail.

Qu'il nous soit permis de lui adresser ici nos sincères remerciements pour l'accueil bienveillant qu'il nous a fait durant les six mois trop courts que nous avons passé près de lui, et, surtout pour le grand honneur qu'il nous fit, en nous confiant, encore interne, les fonctions de moniteur de clinique. Nous le remercions aussi des conseils qu'il nous a donnés pour mener à bien notre travail et d'avoir bien voulu présider notre thèse.

ÉTUDE CLINIQUE

SUR

L'OUVERTURE DES ANÉVRISMES DE L'AORTE

DANS LA TRACHÉE, LES BRONCHES ET LES POUMONS

CHAPITRE PREMIER

RAPPORTS NORMAUX DE L'AORTE ET DES VOIES RESPIRATOIRES

Avant d'entrer dans notre sujet, résumons les rapports normaux de l'aorte avec la trachée, les bronches et les poumons ; nous pourrons mieux saisir ensuite les enseignements de la clinique.

Poumons. — Complètement enveloppés par les plèvres, ceux-ci ne peuvent avoir que des rapports indirects avec l'aorte, ce sont ceux que nous allons envisager. La portion ascendante de la crosse de l'aorte, presque toute entière enveloppée par le péricarde, se trouve dans le voisinage du poumon droit, mais est sans rapport de contiguïté avec lui ; la portion horizontale, au moment où elle devient aorte descendante, entre en contact avec le poumon gauche, un peu au-dessus et en arrière du hile ; mais en ce point le contact se fait sur une très petite surface et c'est l'aorte descendante, dans sa portion thoracique, qui affecte les rapports les plus intimes avec les poumons. Dans sa partie supérieure, en effet, sa face latérale gauche est adossée au poumon gauche ; enfin, lorsque l'aorte thoracique est redevenue médiane, c'est-à-dire à sa partie inférieure, elle est enveloppée sur ses faces latérales droite et gauche par les plèvres et les poumons droit et gauche.

En résumé, à l'état normal, les poumons ne touchent directement l'aorte thoracique que dans une très petite partie de l'extrémité de la crosse et dans la portion descendante ; en outre, le poumon gauche est en contact avec ce vaisseau sur une portion beaucoup plus considérable que le droit.

Trachée et bronches. — Ces organes, situés dans une position élevée par rapport à l'aorte, sont en contact seulement avec la crosse et la partie supérieure de l'aorte descendante ; mais ces rapports sont intimes, car à ce niveau, la crosse pour devenir aorte descendante, effectue un mouvement de rotation autour de l'extrémité inférieure de la trachée (face gauche) et des premiers anneaux de la bronche gauche. L'extrémité supérieure de l'aorte descendante est enfin en contact direct par sa face antérieure avec la partie postérieure de la bronche gauche ; d'autre part, avant de contourner la trachée et la bronche gauche, la face postérieure ou latérale droite (Testut) de la crosse est directement appliquée contre la face antérieure de la terminaison de la trachée et l'origine de la bronche droite.

Comme pour les poumons, nous voyons que les rapports existent surtout avec les portions de la trachée et des bronches qui sont à gauche, et ce fait nous expliquera l'ouverture plus fréquente des anévrismes dans la bronche gauche et sur la face latérale gauche de la trachée.

CHAPITRE II

ETIOLOGIE ET PHYSIOLOGIE PATHOGÉNIQUE DE LA RUPTURE DES ANÉVRISMES DE L'AORTE DANS LES VOIES RESPIRATOIRES.

Nous ne voulons pas redire ici les différentes conditions dans lesquelles se trouveront les malheureux malades qui présenteront l'affection que nous étudions. Ce serait redire inutilement tout ce que l'on sait des influences du climat, des professions, des maladies antérieures, de l'âge, du sexe, etc., sur le développement des anévrismes en général. Mais nous devons nous demander comment, étant donné un anévrisme de l'aorte, ce dernier arrivera à perforer la trachée, les bronches et le poumon et à finir par s'y ouvrir.

A. **Nature envahissante et pouvoir destructeur de l'anévrisme.**

Tout anévrisme est animé d'une tendance continuelle à l'ampliation ; cette tendance se manifeste par les battements que présente la tumeur et par son accroissement constant. Elle a lieu sous l'influence de causes multiples dont la principale est l'ondée sanguine qui, à chaque systole cardiaque, distend la poche ; celle-ci finit par céder peu à peu, en modifiant ses parois.

Mais comme l'aorte se trouve dans le médiastin entourée d'organes divers, il semblerait que cette extension constante doive s'arrêter lorsque la tumeur a acquis un certain développement. Il n'en est malheureusement pas ainsi, car à mesure que l'anévrisme augmente de volume, les organes voisins sont comprimés, altérés et peu à peu arrivent à faire partie des enveloppes de la tumeur, de telle sorte que bien souvent, à l'autopsie, on voit les tissus modifiés de l'aorte, qui formaient le sac anévrismal au début, avoir entièrement disparu, et, être remplacés par ceux complètement modifiés aussi des organes qui avoisinaient la tumeur. En outre, si les organes ainsi identifiés aux parois anévrismales sont creux, ce qui est le cas pour la trachée, les bronches et le poumon, il se produira des perforations qui permettront à l'anévrisme de faire issue dans le canal, et, bien souvent, pour ne pas dire fatalement, une rupture de la poche finira par se produire.

Œttinger fait remarquer cette puissance destructive remarquable et dit qu'elle ne s'observe pas à un tel degré même dans les tumeurs les plus malignes.

« Aucun organe, dit-il, aucun tissu ne résiste au processus de destruction lente de l'anévrisme ; la trachée, les bronches sont ulcérées et perforées, les nerfs dissociés et les os eux-mêmes se laissent détruire sur une grande étendue. On voit aussi des anévrismes perforer les parois thoraciques, détruire le sternum, la clavicule, la colonne vertébrale, comprimer la moelle ou se rompre dans le canal rachidien. »

Cette usure constante des organes voisins de la tumeur s'explique par suite des battements incessants dont elle est animée et de la compression qu'elle exerce sur eux. Sous cette influence, les tissus subissent des altérations variables suivant leur espèce ; les os présentent de l'ostéite raréfiante, le plus grand nombre des autres tissus commence à subir une transformation en tissu conjonctif, pour disparaître ensuite plus ou moins rapidement.

B. **Causes qui permettent à l'anévrisme de faire issue dans les voies respiratoires.**

1° Trachée et bronches. — Le processus destructeur de l'anévrisme arrive, comme nous venons de le voir, à faire disparaître une partie du tissu de la trachée et des bronches; cependant, il peut agir de façons différentes : le plus souvent on a affaire au processus par :

a) *Erosion et atrophie des tissus* (Charcot et Ball). L'ulcération de l'organe se produit dans ce cas de dedans en dehors et, à mesure qu'elle se forme, elle est pour ainsi dire comblée par la poche anévrismale qui se substitue à elle, en absorbant les tissus de la trachée ou des bronches, qui vont finir par former l'enveloppe même de la poche. La muqueuse sera alors la dernière détruite, et on a trouvé des cas où l'anévrisme faisait issue, dans la lumière du canal, simplement recouvert de la muqueuse saine.

b) *Ulcération formée de dehors en dedans*, probablement sous l'influence de phénomènes de compression. A l'autopsie, de nombreux cas d'anévrisme de la crosse de l'aorte où les malades avaient succombé à des accès de dyspnée, et où l'ectasie ne s'était pas ouverte dans les voies respiratoires. Ordonneau (*in* th. Paris 1875) a pu montrer la formation de l'ulcération de la trachée se produisant d'une façon différente. La muqueuse commence à être altérée au moment où la trachée n'est que refoulée par la tumeur et alors que son calibre est un peu aplati, puis fait suite une ulcération de la muqueuse seule, qui sera bientôt à son tour suivie de la désagrégation des plans sous-jacents, pour arriver enfin à la destruction complète de la trachée en un point limité, par lequel l'anévrisme pourra alors faire issue.

Ce processus d'ulcération est avec le précédent le plus fréquent; il en est encore d'autres.

c) *Inflammation péri-anévrismale.* — Cette forme est bien rare, en dehors de l'inflammation dont le point de départ est l'anévrisme lui-même, cas sur lequel nous reviendrons plus loin. Nous n'avons pas en effet trouvé d'observation où un anévrisme profond se soit rompu dans la trachée ou les bronches, grâce à une inflammation de voisinage ayant établi une communication entre les deux. Il faudrait pour cela, par exemple, une périadénite trachéo-bronchique qui s'ouvrirait en même temps dans les voies respiratoires et la tumeur.

d) *Gangrène.* — La gangrène d'une portion d'organe comprimé semble plus facile à admettre; elle peut s'expliquer par la compression des vaisseaux, soit directe, soit par suite du développement du tissu fibreux qui les entoure, peut-être aussi les compressions nerveuses interviennent-elles? Cette gangrène paraît assez nette dans une observation de Hodgson (obs. XIV) où l'orifice de communication entre la trachée et la poche anévrismale résultait de la chute d'une escarre. De même dans son observation, Hallopeau (*Soc. anatom. de Paris*, 1868) pense à la gangrène, pour expliquer la production de deux fistules broncho-œsophagienne et anévrismo-œsophagienne qu'il avait rencontrées. D'ailleurs, ce mécanisme d'ulcération serait plus fréquent pour l'œsophage, car Leudet (*in* Charcot-Ball) considère les perforations de l'œsophage occasionnées par les anévrismes comme le résultat non d'une érosion, mais plutôt d'une gangrène circonscrite. Pour Charcot et Ball, même pour la trachée et les bronches, ce mécanisme serait fréquent, car ils disent : « Les perforations qui intéressent les muqueuses, paraissent résulter assez souvent d'une gangrène partielle. » Cependant ce mécanisme qui existe indubitablement semble, d'après les observations que nous avons lues, être peu fréquent.

2° Poumons. — Nous connaissons donc maintenant le mécanisme suivant lequel une poche anévrismale arrive à faire issue dans la trachée et les bronches, en est-il de même pour le poumon? Il semble que le processus soit un peu différent. C'est cependant toujours la tendance envahissante qui fait adhérer la tumeur avec le tissu pleural, en même temps qu'elle le transforme par le développement constant du tissu conjonctif. L'altération de la plèvre provoque des adhérences pleuro-pulmonaires qui seront la cause de l'ouverture dans le poumon et non pas dans la cavité pleurale. Le poumon peu à peu subira le sort de la plèvre, aura son tissu noble plus ou moins détruit, il fera partie de la poche qui pourra alors se rompre. La gangrène ne paraît ici jouer aucun rôle. Quant à l'inflammation, c'est son mécanisme que Verdalle (obs. XXXVI) invoque pour expliquer l'ouverture dans son cas : « Le poumon, dit-il, s'était enflammé au point de contact, ramolli, laissé perforer et la communication était accomplie. » Quoi qu'il en soit, c'est l'érosion et l'atrophie des tissus qui semble être le plus souvent en cause.

C. **Causes qui déterminent la rupture de l'anévrisme.**

L'anévrisme a donc fait issue dans la trachée, les bronches ou les poumons, ou bien est en contact avec ces organes perforés. Que va-t-il se produire : 1° il va s'ouvrir de suite brusquement ou lentement par des fissures plus ou moins étendues ; 2° ou bien, ce qui est plus rare, rester ainsi pendant un temps indéterminé, généralement de peu de durée, au bout duquel il se rompra. Quoique cette seconde solution soit rare, il en existe des exemples. Luton rapporte le cas d'un malade porteur d'un anévrisme de la crosse faisant hernie dans la trachée, et qui succomba à un accès de suffocation.

Withing (Edimb. *Med. and Surg. Jour.*, t. XVII) a observé un cas d'anévrisme de la crosse, où le sac adhérait fortement à la trachée ; les cartilages avaient été absorbés et une tumeur molle, rouge, de forme ovale, apparaissait à l'intérieur du canal trachéal, dont elle bouchait la moitié de la largeur.

Quoi qu'il en soit, que la rupture soit précoce ou tardive, une seule cause déterminante la provoquera :

ce sera une pression trop considérable dans la poche, mais ce travail sera facilité par des causes variables.

1° La plus importante est l'*amincissement des parois du sac* qui se produit par la distension de plus en plus considérable de la poche ;

2° La *gangrène du sac*, phénomène rare dans lequel rentrent les cas cités à l'étude des altérations de la trachée et des bronches par gangrène ; car, dans ces cas, la plaque de gangrène intéressait la poche anévrismale dont les tissus de la trachée faisaient alors partie. Cette gangrène du sac, comme son inflammation, dont nous allons nous occuper, sont admises comme mécanisme de rupture par Constantin Paul, qui dit : « Le sac peut lui-même, par l'effet de la compression, subir un travail inflammatoire ou gangréneux et se rompre. »

3° L'*inflammation du sac* est également peu fréquente ; Malherbe semble l'admettre comme cause de la rupture dans un cas publié en 1859 à la Société d'anatomie de Paris (obs. XXIX), mais le fait est peu probant. Constantin Paul qui l'admet, dit encore : « Cette inflammation peut être provoquée utilement pour donner plus de résistance aux parois ; elle est adhésive et développe la formation d'exsudats fibrineux (Broca), mais quelquefois ce travail inflammatoire peut aller jusqu'à la suppuration. Lebert a trouvé deux fois du pus dans l'épaisseur des parois. »

Dans un cas de Boissier (*Soc. anat. de Paris*, 1875), Coyne, étudiant la partie perforée de l'anévrisme, a trouvé des signes manifestes d'inflammation dans le voisinage de la rupture, et il conclut que la rupture a été due à une périartérite suppurative.

Causes occasionnelles. — Les causes qui influeront sur la rupture plus ou moins précoce, dans les voies respiratoires, seront toutes celles qui augmenteront la pression artérielle. Parmi celles-ci, on peut citer un effort quelconque, un traumatisme, une émotion, un accès de dyspnée, une quinte de toux, bien souvent ce sera dans l'effort nécessité par un examen médical que la rupture s'effectuera ; alors, un de ces actes si simples sera pour le malade le terme ultime qui amènera l'hémoptysie foudroyante.

CHAPITRE III

ANATOMIE PATHOLOGIQUE

Siège de l'anévrisme et lieu de son ouverture

Comme il était facile de le prévoir par les rapports normaux de l'aorte et des voies respiratoires, c'est sur la crosse de l'aorte que souvent, pour ne pas dire presque toujours, siègeront les anévrismes qui s'ouvriront dans la trachée, les bronches ou le poumon. En effet, sur 37 observations résumées dans notre travail, nous voyons que l'anévrisme avait pour siège :

Crosse de l'aorte.	29	fois.
Aorte ascendante	2	—
Aorte descendante	3	—
Limites de l'aorte ascendante et de la crosse.	3	—

ce qui donne pour la crosse, si on y comprend les trois cas qui siègent à sa limite, une moyenne de :

Crosse	86,4	p. 100.
A. Ascendante. . . .	5,4	—
A. Descendante . . .	8,1	—

Cette prédominance du siège de l'anévrisme sur la crosse existe quel que soit le lieu où se fasse la perforation ; il n'y a que pour les cas ouverts dans les poumons, où l'on voit la tumeur siéger aussi fréquemment sur l'aorte ascendante et sur l'aorte descendante. Le tableau ci-dessous montre en détail le siège de la tumeur dans nos 37 cas, suivant son lieu d'ouverture.

Trachée, 19 cas.

Siège de l'anévrisme :

Aorte ascendante	1
Crosse	17
Limite, portion ascendante et crosse.	1

Bronche gauche, 12 cas.

Siège :

Limite, portion ascendante et crosse.	1
Crosse	9
Aorte descendante	2

Bronche droite, 1 cas siégeant à la limite de l'aorte ascendante et de la crosse.

Poumons, 5 cas, dont 2 pour le droit et 3 pour le gauche.

Siège :	Aorte ascendante.	1
	Crosse	3
	Aorte descendante	1

Les organes dans lesquels a lieu la rupture sont ceux qui ont les rapports les plus intimes avec l'aorte, la trachée et la bronche gauche. Cependant, si on consulte les statistiques, les chiffres varient un peu. Celle des cas publiés dans les bulletins de la *Société anatomique de Paris*, de 1826 à 1897 ; par Charcot et Ball, jusqu'en

1864, et par Apert, à partir de cette époque. donnent, sur 38 cas, les chiffres suivants. Ouverture dans:

Poumon gauche	11	cas.
Trachée . :	10	—
Bronche gauche	11	—
Bronche droite	3	—
Bronche sans désignation de côté	3	—

Kelynack, sur 32 cas d'anévrisme de l'aorte thoracique observés à la Manchester royal infirmery parmi 4573 malades, a observé leur ouverture :

2 fois dans la trachée.
1 fois dans la bronche droite.
1 fois dans le poumon gauche.

Nos observations prises çà et là dans diverses publications s'élèvent à 37 ; dans ces cas, l'anévrisme s'est ouvert de la façon suivante :

Trachée.	19	fois	51,35	p. 100.
Bronche gauche . .	12	—	32,43	
— droite . .	1	—	2,7	—
Poumon gauche . .	3	—	8,1	—
— droit . .	2	—	5,4	—

Nos chiffres diffèrent un peu de ceux de la statistique de la Société anatomique de Paris, surtout en ce qui concerne la trachée et le poumon gauche. Cependant, on peut conclure que la trachée et la bronche gauche sont le plus fréquemment perforées; ce que l'anatomie normale nons faisait prévoir, puisque les anévrismes de la crosse sont plus fréquents que ceux des portions ascendante et descendante de l'aorte.

Étude de l'ouverture.

Du côté de l'anévrisme. — L'aspect est très variable, car on peut observer des orifices nettement limités ou des fissures presque imperceptibles. L'état de la poche influe d'ailleurs considérablement sur cet aspect; si celle-ci est libre de caillot, l'orifice sera bien visible, sinon, elle demandera à être recherchée et, parfois, ce dépôt de caillots peut non seulement masquer l'orifice, mais l'obturer et être un processus de guérison.

Dans le cas de Weber (obs. XXXIII), la malade a succombé à des accès de dyspnée, alors que le poumon gauche et la trachée communiquaient avec la poche, mais l'hémoptysie terminale ne s'est pas produite parce qu'un gros caillot de sang remplissait complètement la poche anévrismale.

Le plus ordinairement l'orifice de la poche présentera des caractères généraux semblables à ceux qui existeront sur la trachée ou les bronches, mais leurs dimensions ne seront pas toujours semblables. On pourra voir, par exemple, une fissure correspondre à une ulcération à bords nettement tranchés ou bien, comme dans notre observation, l'orifice anévrismal être beaucoup plus considérable que celui de la bronche. La dimension de l'orifice n'aura souvent pas grande importance au point de vue terminal, car une hémoptysie foudroyante peut aussi bien se produire par une fissure que par un orifice nettement ouvert.

L'ouverture par fissure est à peu près la règle dans les ouvertures dans le poumon.

Du côté de la trachée ou des bronches. — L'aspect est plus net et plus constant ; c'est un ou plusieurs orifices ronds ou ovalaires, soit assez nettement découpés comme à l'emporte-pièce, soit à bords déchiquetés ; le plus souvent au fond de cet orifice se voient les débris déchiquetés des anneaux cartilagineux, renversés dans le tube aérifère par l'hémorragie terminale. Les lésions de la muqueuse peuvent être plus étendues que celles des cartilages, cela dépend du processus qui a présidé à l'ulcération.

Le nombre des perforations est très variable, on trouve dans le plus grand nombre des cas, 25 fois sur 31, une seule ulcération ; mais ce nombre peut être plus considérable. Dans les cas de Tollemer (obs. III) et de Malherbe (obs. XXIX), on notait cinq ouvertures. Voici le tableau qui résume le nombre des orifices dans 31 cas.

	Trachée	Bronches	Total
1 orifice. . .	16	9	25
2 orifices . .	0	2	2
3 orifices . .	1	0	1
4 orifices . .	1	0	1
5 orifices . .	1	1	2

Leur forme peut ne pas être arrondie, elle est ovalaire, linéaire, plus ou moins allongée mais, comme sur l'aorte, on peut rencontrer aussi de simples fissures.

La dimension varie depuis la fissure, qui n'admet un

stylet que lorsqu'on écarte ses bords, jusqu'à la surface d'une pièce de 50 centimes qui est rarement dépassée ; en passant par tous les intermédiaires. Notre cas, où l'orifice bronchique avait 15 millimètres de diamètre, est un de ceux à large perforation.

Du côté du poumon. — Rien de bien spécial à noter, car le parenchyme pulmonaire transformé fait lui-même partie du sac qui, comme il a été dit, se fissure habituellement ; il en résulte simplement une déchirure du tissu pulmonaire voisin dans lequel va s'épancher le sang.

Autres altérations qu'on peut rencontrer sur la trachée, les bronches et les poumons.

Dans la trachée et les bronches, outre l'envahissement de la lumière du canal par le sang, il est bien rare de noter des lésions causées par l'anévrisme ; la bronchite chronique est cependant fréquente. On a signalé dans un cas une dilatation de la bronche, siégeant au-dessus du rétrécissement causé par l'anévrisme. (Desplats, obs. XXIV.)

Dans les poumons, on trouve des suffusions sanguines, des lésions de pneumonie, de broncho-pneumonie, de la congestion pulmonaire plus ou moins localisée, de la tuberculose pulmonaire ; enfin, parfois (un cas de Weber) une fonte un peu spéciale du parenchyme pulmonaire, pour laquelle Weber, dans sa thèse inaugurale, incrimine une compression du vague. La broncho-pneumonie est parfois due dans ces cas à une greffe microbienne sur des sugillations hémorragiques intra-alvéolaires que l'on rencontre dans les cas où l'hémorragie s'est faite en deux temps et où, par conséquent, du sang a pu s'épancher dans le parenchyme pulmonaire. Nattan Larrier (*Soc. anatomique*, 1899) a montré cela par des préparations histologiques, dans un cas où l'anévrisme s'était ouvert dans la bronche gauche et où des hémorragies s'étaient produites plusieurs jours avant l'hémoptysie foudroyante.

Lésions histologiques. — L'étude des coupes microscopiques faites sur le tissu anévrismal au niveau de la compression et de l'ouverture dans la trachée a montré uniquement que la tendance destructive incessante de la tumeur était due à cette transformation constante des tissus voisins en tissu conjonctif. (Suchard, examen histologique du cas de Boulloche, *Soc. anat. de Paris*, 1888).

Weber parle en ces termes de cette lésion histologique : « Au niveau où l'aorte touche la trachée, sur une coupe transversale comprenant la muqueuse de la trachée, deux cartilages et les parois de l'anévrisme ; on ne peut distinguer les trois tuniques de l'aorte ; on y reconnaît seulement les tissus élastiques. Les glandes de la muqueuse sont plus petites, et tout le tissu de la trachée est semé d'une grande quantité de noyaux. Dans le cartilage on voit que le périchondre, ainsi que le tissu cartilagineux, ont été transformés en tissu conjonctif.

« Au niveau de la perforation de la trachée, c'est toujours un envahissement dans tous les tissus trachéaux de nombreux noyaux avec quelques foyers hémorragiques anciens ou récents. »

En résumé, la caractéristique des lésions des organes perforés (trachée, bronches et poumons), c'est une transformation lente en tissu conjonctif aboutissant à la destruction de l'organe.

CHAPITRE IV

SYMPTOMES

Peut-on établir une symptomatologie qui puisse permettre de faire le diagnostic d'anévrisme de l'aorte allant s'ouvrir dans les voies respiratoires ? Pour la trachée et les bronches, on peut arriver à prévoir et quelquefois à affirmer l'approche de cette rupture, mais pour le poumon cela ne peut se faire que dans des circonstances bien rares.

Dans la trachée ou les bronches l'anévrisme ne s'ouvrira qu'après avoir contracté des adhérences, et, qu'après la production du lent travail destructif de l'anévrisme sur les tissus trachéo-bronchiques. Il s'écoulera donc presque toujours un temps plus ou moins considérable, durant lequel les malades auront présenté des symptômes de compression trachéale ou bronchique. Les signes des sténoses des voies respiratoires accompagnés de ceux des anévrismes de l'aorte thoracique feront donc quelquefois penser à la possibilité d'une rupture ; mais comme le plus ordinairement l'ectasie siège sur la crosse, on aura la forme latente de l'anévrisme de l'aorte et, dans ces cas, la symptomatologie étant bien souvent nulle, le diagnostic sera rarement fait. L'on peut voir dans les observations que nous rapportons combien les erreurs ont été fréquentes ; tantôt on pensait à des sténoses laryngées, à des affections pulmonaires, la tuberculose en particulier ; tantôt enfin le malade n'avait jamais demandé les secours d'un médecin et il succombait brusquement à une hémoptysie foudroyante.

Lorsque l'ouverture se fera dans le poumon, les phénomènes qui l'auront précédée ne permettront pas de rapporter les symptômes à leur véritable cause et l'on songera de préférence à une lésion pulmonaire, à moins cependant que l'anévrisme, au lieu d'être latent, se révèle d'une façon manifeste.

Nous allons étudier sommairement les signes qui précèdent et peuvent annoncer l'ouverture de l'anévrisme, nous étendant ensuite plus longuement sur les diverses formes d'hémoptysie, qui seront la manifestation de cette ouverture.

1° Signes qui précèdent l'ouverture.

Ils seront constitués par ceux des anévrismes de la crosse de l'aorte, nous ne les passerons pas tous en revue, mais nous attirerons l'attention sur l'examen du médiastin par les rayons X et sur les symptômes de compression.

A. **Rayons Röntgen.** — L'étude radiologique des anévrismes de l'aorte a été faite ces dernières années par Béclère, Lahaye, Etienne et Beck, et, on ne peut nier les services rendus par ce nouveau mode d'exploration. Si on lit la thèse de Lahaye (Paris, 1899, n° 555), on en retire cette impression que le médiastin, grâce aux rayons X, n'a plus de secrets pour le clinicien. Il n'en est malheureusement pas toujours ainsi et si la radioscopie a pu dans un cas servir à notre maître, M. le professeur Lépine *(Revue de médecine*, 1898) a diagnostiqué un anévrisme latent chez un malade entré pour une maladie intercurrente; grâce à une opacité arrondie et circonscrite de la partie ascendante de l'aorte apparue à la radiographie. Si même fait est arrivé à Béclère et, enfin, si Merklen a insisté sur la nécessité de l'emploi des rayons X dans les cas de névralgies intercostales rebelles, pour rechercher les ectasies aortiques latentes, cela doit simplement prouver l'utilité d'avoir à sa disposition de nombreuses méthodes d'exploration clinique. En effet, on ne peut compter uniquement sur cet examen comme tend à l'admettre Lahaye et on doit, avec Achard, dire : « Mais si les rayons X rendent des services dans le diagnostic des anévrismes de l'aorte, il y a des circonstances où ils peuvent être la cause d'erreur et faire croire à des anévrismes qui n'existent pas. D'autres fois, au contraire, ils se sont montrés impuissants à révéler des anévrismes qui existaient pourtant. »

Ce sont surtout les anévrismes peu volumineux qui passeront inaperçus, ou bien les tumeurs du médiastin animées de battements qui seront prises pour des anévrismes. Dans notre cas l'examen physique des organes thoraciques nous permit de penser à une sténose de la bronche gauche et, comme notre malade était bacillaire, on incrimina un ganglion tuberculeux comme cause de la compression, car la radioscopie avait montré un médiastin normal. Kirchgaesser Gisbert (*Jahresbericht*, t. II, 1900), prit, au contraire, une tumeur siégeant dans le voisinage de l'aorte pour un anévrisme, et cela, grâce aux rayons X qui lui montrèrent une ombre très nette animée de battements.

B. **Symptômes de compression.** — Les anévrismes qui s'ouvriront dans les voies respiratoires produiront leurs signes de compression surtout du côté de ces organes ; ils pourront parfois comprimer en même temps les organes voisins et en outre, par suite de leur action sur les troncs nerveux, produire des troubles à distance.

a) Œsophage. — Nous n'insisterons pas sur sa compression, peu fréquente dans les ectasies de l'aorte que nous étudions, où le malade atteint de dysphagie douloureuse, aura un obstacle œsophagien siégeant en arrière du tiers moyen du sternum.

b) Artères et veines. — De même, les compressions artérielles et veineuses ne pourront que nous être un adjuvant utile pour notre diagnostic. Cependant, nous devons faire remarquer ici combien la compression d'un pédicule pulmonaire et, par suite, des vaisseaux a de l'importance au point de vue de la nutrition du parenchyme pulmonaire, car elle pourra provoquer des lésions qui seront prises pour primitives. alors qu'elles ne sont que secondaires, égarant ainsi le diagnostic.

Est-ce aussi cette compression des vaisseaux nourriciers que l'on doive incriminer pour expliquer la coexistence si fréquente de la tuberculose; il est difficile de le dire. Dans le cas où les lésions sont bilatérales avec compression d'une seule bronche, on peut, avec Cornil. *(Société anatomique de Paris*, 1887) dire qu'il ne s'agit probablement que d'une coïncidence ; la question est déjà plus difficile à trancher quand, comme dans un cas de Ranvier, il existe des lésions bilatérales ave un anévrisme comprimant la naissance des bronches ; enfin, la simple coïncidence ne peut être invoquée dans les cas comme le nôtre où la tuberculose est uniquement unilatérale avec compression bronchique du même côté. Peut-on alors incriminer simplement l'irritation de voisinage qui, pour Cornil *(Soc. anat. de Paris*, 1885) suffit pour préparer un terrain d'implantation pour les bacilles tuberculeux. Nous ne le pensons pas, cette préparation du terrain d'implantation est, dans le plus grand nombre des cas, due à l'aération défectueuse du poumon, à laquelle s'ajoutent et la nutrition insuffisante de l'organe et des phénomènes nerveux que nous connaissons mal ; cela, par suite des compressions portant sur les vaisseaux et sur le pneumogastrique. En effet, le plus souvent, toutes ces causes se trouvent réunies et agissent certainement dans la prédisposition du terrain.

Certains auteurs ont cependant incriminé une seule de ces causes ; c'est ainsi que le pneumogastrique, par les troubles circulatoires et nutritifs du côté du poumon, doit être seul mis en cause pour Haberson, Bucquoy, Herard et Cornil. Au contraire, Hanot et Raynaud pensent que la compression de l'artère pulmonaire favorise seule le développement du bacille de Koch ; ils rappellent à ce sujet la coexistence fréquente de la tuberculose pulmonaire. Enfin, la sténose directe de la bronche pourrait parfois suffire, puisque Goubault (*Soc. anat. de Paris*, 1885) a vu un cas où la lésion tuberculeuse, correspondait nettement à la compression primitive et isolée d'une grosse bronche par une tumeur.

c) NERFS. — Nous devons rappeler pour mémoire les névralgies rebelles que causent les compressions des nerfs du plexus aortique et des intercostaux.

La compression du récurrent donnera des troubles de la phonation soit au début par irritation, soit ensuite par paralysie. Les laryngologistes ne comptent plus les cas où une paralysie d'une corde a été le symptôme révélateur d'une ectasie aortique.

Parfois pourront exister des troubles oculo-pupillaire, tantôt rétrécissement des deux pupilles, tantôt d'une seule ; ces troubles sont dus aux altérations du sympathique excitation ou paralysie ; quoique récemment Babinski (*Soc. médicale des hôpitaux*, 1901) ait pensé qu'il y avait là simple coïncidence d'une lésion nerveuse centrale et d'un anévrisme, le tout provoqué sans doute par la syphilis.

Le pneumogastrique, outre les troubles dont nous avons parlé à propos des relations de la tuberculose et des anévrismes, pourra donner de la dyspnée *sine materia*, soit d'une façon continue, soit sous forme d'accès terrible de suffocation.

Enfin, c'est encore sous la dépendance des irritations nerveuses provoquées par la compression que l'on doit placer les spasmes de la glotte, du pharynx, de l'œsophage.

d) TRACHÉE. — Si l'obstacle siège sur ce conduit, on

observera des signes ressemblant à ceux des sténoses laryngées et qui seront :

α. *Fonctionnels.* — Toux. Ce sera d'abord une toux pénible, sèche, qui, parfois, sera accompagnée d'une expectoration spumeuse et striée de sang. Cette toux coïncidera quelquefois avec une douleur rétro-sternale fixe et profonde.

Dyspnée. Variera d'intensité depuis le simple essoufflement jusqu'aux accès de suffocation avec cornage trachéo-bronchique et tirage sus- et sous-sternal. Ce cornage donne un bruit rude, qui s'entend à distance, que le moindre effort exagère; il se perçoit aux deux temps de la respiration, mais est surtout inspiratoire; il est beaucoup moins sifflant que le cornage laryngé et il n'y a pas en même temps d'altération de la voix. La dyspnée, comme l'a fait remarquer. M. le professeur Lépine, peut présenter un allongement de la phase expiratrice et, cela est dû à la compression de la trachée. car, dans un cas de M. Lépine, M. Poncet, en rendant à la trachée par une longue canule à trachéotomie, son calibre normal, rendit en même temps au malade son type respiratoire normal. Les expériences de Marey sur la respiration montrent, dit M. le professeur Lépine, la raison de ce trouble fonctionnel : « En faisant respirer un sujet à travers un tube dans lequel une soupape créait un obstacle à l'inspiration, M. Marey a vu la période inspiratoire s'allonger et l'inverse avoir lieu si la soupape gênait l'expiration. Donc, ce type avec expiration prolongée se produira quand un anévrisme exercera sur la trachée une obstacle pendant l'expiration. Le fait est possible car, pendant l'expiration, la tension est augmentée dans la cavité thoracique ; il est admissible, en conséquence, qu'à ce moment la tumeur anévrismale plus grosse augmente l'obstacle au passage de l'air. »

β. *Physiques.* — L'inspection de la trachée au cou, aidée de la palpation, peut montrer le signe d'Oliver, mais ce symptôme appartenant surtout aux sténoses de la bronche gauche nous y reviendrons plus loin.

L'inspection pourra montrer une immobilité plus ou moins considérable de la cage thoracique qui existera ou seule, ou accompagnée d'un tirage sus- et sous-sternal.

La percussion sera normale, les vibrations généralement mal transmises à la main qui palpe.

L'auscultation fera entendre des signes très variables; on aura soit un silence respiratoire presque complet, soit une diminution du murmure, soit la perception du cornage trachéo-bronchique qui s'entendra dans toute la poitrine avec maximum dans la région sternale et dans la région intra-scapulaire. Enfin, bien souvent, on aura simplement un peu de souffle bronchique au niveau de la région inter-scapulaire.

γ. *Examen laryngoscopique.* — Montrera l'intégrité de la glotte et, pratiqué pour l'examen de la trachée, c'est-à-dire le malade étant debout et le miroir plus fortement incliné que pour un examen laryngoscopique ordinaire, il permettra de se rendre compte du calibre de la trachée, de sa direction et enfin de l'état de sa muqueuse. Nous avons vu, par cet examen, M. Garel diagnostiquer un anévrisme de l'aorte qui présentait seulement une déviation de la trachée et le signe d'Oliver.

e) BRONCHES. — Les signes seront les mêmes que

pour la compression de la trachée, mais les symptômes physiques seront unilatéraux et par conséquent seront plus faciles à observer.

Mais un signe important est, ici, la constatation positive du signe d'Oliver. Sous ce nom, on désigne la recherche des secousses trachéales dans l'anévrisme de l'aorte. Le procédé pour le rechercher est le suivant : « Placez le malade debout et commandez-lui de fermer la bouche et de lever le menton le plus haut possible, prenez alors le cartilage cricoïde entre l'index et le pouce et maintenez-le délicatement de bas en haut. S'il existe une dilatation ou un anévrisme, la pulsation de l'aorte sera distinctement sentie, transmise par l'intermédiaire de la trachée à la main. Cet examen augmentera la détresse laryngée, si elle existe. »

La valeur de ce signe a été beaucoup discutée, et tandis que Oliver, Mac Donel, Cardarelli lui donnent une grande importance, ce dernier disant qu'il ne peut être observé dans des tumeurs d'autre nature ; Grimsdale et Ewart pensent que sa valeur est très faible, car Grimsdale a rencontré ce signe sur lui-même, sur deux de ses camarades, enfin sur 118 malades à l'hôpital 51 l'auraient présenté.

Quelle que soit la valeur séméiologique de ce signe, tous les auteurs sont d'accord sur le mécanisme de sa production ; ce sont les battements de l'aorte qui donnent à la bronche gauche une impulsion de haut en bas qui, nécessairement, est sentie par l'intermédiaire de la trachée et du larynx. Il indique donc, comme localisation, la partie postéro-inférieure de la portion transversale de la crosse de l'aorte.

2° Signes qui accompagnent l'ouverture.

Que cette ouverture se fasse dans le poumon, la trachée ou les bronches, elle se manifeste toujours par un signe unique de certitude ; l'hémoptysie.

Mais l'orifice par lequel le sang va s'écouler peut être plus ou moins considérable et l'hémoptysie sera peu abondante, de longue durée, souvent à répétition ; ou bien elle sera énorme, foudroyant le malade en quelques instants. D'où deux formes d'hémoptysies, bien différentes comme allure et comme gravité immédiate.

A. **Hémoptysies fractionnées et à répétition.** — Ces hémoptysies qui précèdent bien souvent la forme foudroyante sont fréquentes ; dans nos observations elles existaient 17 fois sur 37 cas, ce qui donne 44 pour 100.

Elles sont d'ailleurs connues depuis bien longtemps, puisque Allan Burns, Morgagni en rapportent des exemples ; les cliniques de Pelletan, celles de Grisolles montrent des cas semblables. Enfin Gairdner *(The Lancet*, 1844) les étudie longuement : « Mais, dit-il, les cas où l'anévrisme est le plus facile à reconnaître sont ceux dont l'hémorragie primitive est faible et, où pendant des semaines, des mois, une sécrétion muqueuse des voies aériennes se montre en quantité assez peu considérable sous la forme :

1° De crachats bronchiques, écumeux, striés de sang ;

2° De crachats rouillés tout à fait semblables à ceux de la pneumonie, mais ordinairement plus abondants, plus écumeux et moins visqueux ;

3° De crachats entièrement pourpre, ou brun rouge, comme l'expectoration appelée « jus de pruneau » qui est le signe de la pneumonie au troisième degré et, de certaines apoplexies pulmonaires dans les affections valvulaires du cœur ;

4° De crachats d'un des genres précédents alternant avec quelques légères émissions de sang pur, mais généralement mal coagulé ».

En étudiant ainsi ces diverses formes d'hémoptysie Gairdner envisageait bien toutes celles qui peuvent se produire lorsqu'il existe un anévrisme de l'aorte, mais en admettant que dans tous ces cas il existait une communication étroite entre l'anévrisme et les voies respiratoires, il se trompait.

Ces hémoptysies fractionnées varient, en effet, dans leur aspect clinique depuis la simple expectoration un peu sanguinolente jusqu'à l'hémoptysie franche qui contient plusieurs verres de sang ; tantôt ce sont des crachats hémoptoïques ou rouillés, tantôt du sang pur expectoré après la toux. C'est en effet le plus souvent après une quinte de toux ou un accès de suffocation qu'on les voit se produire. On peut les ramener à trois types principaux :

a) Dans un premier cas, elles ont leur maximum au début ; puis, dans les heures qui suivent la cause adjuvante qui a paru les déterminer, elle diminuent pour disparaître ensuite peu à peu d'une manière décroissante.

b) Dans d'autres formes elles apparaissent insidieuses, durent plusieurs jours, toujours semblables comme quantité, pour disparaître ensuite pendant quelquefois des semaines, et se montrer à nouveau avec le même type qu'à leur première apparition.

c) Enfin, dans des cas plus fréquents, on voit ces hémoptysies persister assez abondantes pendant quelques jours, le sang devenir de plus en plus pur et une hémoptysie foudroyante être leur mode de terminaison.

Ces trois types cliniques ne tiennent pas compte de l'aspect du sang évacué : crachats rouillés, spume sanguinolente, sang pur, etc , car on pourrait alors varier les types à l'infini.

Pronostic. — Il est impossible dans les hémoptysies dues à une ouverture de porter un pronostic quelconque, rien ne peut faire prévoir leur durée, et surtout leur mode de terminaison. En consultant nos observations, on verra que tantôt une hémoptysie abondante avait eu lieu quatre mois avant l'hémoptysie foudroyante qui emmena le malade (Bernard, obs. XXXV), tantôt l'expectoration sanguinolente ou les crachats hémoptoïques se sont montrés quelques heures avant l'hémoptysie terminale ; comme plus rarement, ils avaient pu la précéder de six mois (Malesherbe, obs. XXIX). Certains auteurs rapportent des faits où la première et la dernière hémoptysie furent séparées par un laps de temps beaucoup plus considérable. Gairdner rapporte deux faits qui plaideraient peut-être pour la guérison spontanée des ruptures qui seraient alors obturées par des caillots : le premier est celui d'un homme qui eut deux hémoptysies successives par suite de la rupture du sac, et qui ne mourut que quatre ans après d'une troisième hémoptysie ; le second, dû au Dr Sibson, où la première hémorragie, suite de la rupture, se montra six ans avant la mort.

Cependant, d'après nos observations, celles de Bamberger, Hubner, Gairdner, le temps qui s'écoule entre la première hémoptysie prémonitoire et la mort est de deux à dix-huit mois.

Comme corollaire aux idées de Gairdner et, pour atténuer dans une certaine mesure la gravité du pronostic de ces hémoptysies, nous devons dire que toutes les fois que, dans un anévrisme de l'aorte confirmé, on aura une hémoptysie peu abondante et à répétition, on ne devra pas toujours se hâter de diagnostiquer la rupture, car nous verrons plus loin qu'il peut exister des hémoptysies dues à l'anévrisme, mais se produisant par un mécanisme autre que l'ouverture.

B. **Hémoptysie foudroyante**. — Ce sera dans beaucoup de cas le mode habituel de terminaison des anévrismes ouverts dans les voies respiratoires. Sur nos 37 cas, 31 sont morts d'hémoptysie foudroyante ; les autres, qui avaient eu des hémoptysies prémonitoires et à l'autopsie desquels on trouva en effet une perforation, ont succombé à la suite d'accès de suffocation.

Cette hémoptysie foudroyante se produira dans un effort quelconque, la toux, un accès de dyspnée, bien souvent ce sera au moment où le médecin voudra examiner le malade.

Elle aura tous les caractères des grandes hémoptysies

et parfois sera accompagnée d'une très vive douleur produite par la rupture des tissus (Charcot et Ball). Elle sera considérable comme quantité et brusque dans son apparition, le sang sera souvent rendu à la fois par la bouche et le nez, au milieu d'efforts de vomissement, de quintes de toux ou d'accès de suffocation. De suite le malade pâlira et, au milieu d'une angoisse extrême, la peau bleuira, les extrémités se refroidiront, le pouls deviendra imperceptible et la syncope mortelle se produira bientôt. Le sang évacué sera rouge vermeil, spumeux et aéré, simplement mélangé à quelques mucosités bronchiques.

CHAPITRE V

PHYSIOLOGIE PATHOLOGIQUE DES HÉMOPTYSIES

A. **Hémoptysie foudroyante**. — Ici, le mécanisme est simple, l'anévrisme se rompt, le sang fait issue dans les voies respiratoires, et le malade succombe à cette hémorragie considérable.

B. **Hémoptysies fractionnées**. — Elles peuvent relever de plusieurs processus que nous allons étudier :

1° Rupture du sac. — Dans ces cas l'hémoptysie se produit par le fait de l'ouverture, si celle-ci est considérable l'hémoptysie sera abondante et pourra devenir mortelle ; si, au contraire, l'orifice est fissuraire on aura un suintement sanguin, et le malade aura simplement une expectoration sanguinolente ou des crachats hémoptoïques. Le plus souvent cette hémoptysie sera fractionnée et répétée, sa durée et sa répétition dépendront d'ailleurs de la production des caillots fibrineux qui viendront obturer momentanément l'orifice (Jaccoud, Guéneau de Mussy).

Tel est le mécanisme le plus fréquent, le plus banal, mais dans d'autres cas, le sang dissèque en quelque sorte les parois de la poche et s'infiltre à travers les tuniques, transsudant ainsi peu à peu dans la trachée et les bronches (Selter, *Arch. fur. Path. Anat.*, XXXIII — I).

2° Sans rupture du sac.

a) *Par ulcération de la trachée et des bronches.* — Nous avons vu précédemment que l'on pouvait trouver des cas où la trachée présentait des ulcérations, sans pour cela être perforée. Dans ces cas on pourra avoir une expectoration sanglante et même des hémoptysies de sang pur qui feront croire au début de l'ouverture. C'est le mécanisme que Ordonneau invoquait pour expliquer les diverses sortes d'hémoptysies décrites par Gairdner.

b) *Par lésion de la muqueuse non ulcérée.* — Lorsque l'anévrisme aura contracté des adhérences avec le tube aérifère, et qu'il l'aura comprimé, on pourra avoir des hémoptysies par lésion des vaisseaux, la muqueuse étant macroscopiquement presque intacte. Gilbart Smith (*Lancet*, 1893), a attiré l'attention sur ces formes pour montrer que, dans ces cas, le pronostic n'était pas comparable à celui des hémoptysies par rupture. Elles peuvent être rapprochées des hémoptysies qui se montrent dans les cas de tumeurs du médiastin ou d'adénopathie trachéo-bronchique qui sont dues, pour Daga, à des phénomènes de compression sur les vaisseaux voisins et, pour Rilliet et Barthez, à une compression des veines pulmonaires.

c) *D'origine pulmonaire.*

α. Par lésion organique. — Ce sont alors celles qui sont sous la dépendance de phénomènes congestifs siégeant dans le parenchyme pulmonaire qui avoisine l'anévrisme de l'aorte, allant s'ouvrir dans le poumon lui-même.

Ou bien celles qui, plus nombreuses, sont causées par des lésions organiques sans relation de cause à effet avec l'anévrisme.

β. Par phénomènes réflexes. — Enfin, il existe toute une classe d'hémoptysies, d'origine assez mal déterminée, que l'on rencontre assez fréquemment dans les aortiques chroniques et quelquefois dans les anévrismes de l'aorte; elles sont très peu abondantes, fractionnées et répétées; elles s'accompagneraient parfois de congestion pulmonaire. Elles seraient d'origine nerveuse; il s'agirait ici de compression du pneumogastrique (Habertson), de réflexes vaso-constricteurs (F. Franck) ou de congestions cardio-pulmonaires réflexes, dépendant d'une paralysie momentanée du plexus aortique suivie de troubles vaso-moteurs et d'ischémie cardiaque (Charvet). Pour Charcot et Ball, ces congestions réflexes seraient fréquentes.

CHAPITRE VI

DIAGNOSTIC DE L'OUVERTURE

Bien entendu ce diagnostic est facile dans les cas où on a les signes d'une ectasie aortique et où le malade est foudroyé au milieu d'une hémoptysie. Mais comme les hémoptysies fractionnées peuvent exister sans rupture et que, d'autre part, un grand nombre d'affections siégeant dans le médiastin peuvent donner un symptôme semblable ; devons-nous essayer de répondre à ces deux questions.

1° Etant donné une affection du médiastin qui s'accompagne d'hémoptysies fractionnées et répétées, est-elle un anévrisme de l'aorte ?

2° Cet anévrisme est-il en communication avec l'extérieur par la trachée, les bronches ou les poumons ?

A. **Est-ce un anévrisme qui donne les hémoptysies ?**

Nous éliminerons d'emblée toutes les affections pleuro-pulmonaires qui auront des signes positifs du côté des voies respiratoires, car l'auscultation et l'état général permettront ordinairement de faire le diagnostic causal de l'hémoptysie. Cependant nous rappellerons la coïncidence fréquente des anévrismes et de la tuberculose et nous aiderons, dans ces cas, de tous les moyens d'investigation clinique pour résoudre le problème qui parfois sera impossible non seulement pour les hémoptysies répétées, mais pour l'hémoptysie terminale foudroyante, qui sera considérée alors comme due à la rupture d'un anévrisme de Rasmussen. Nombreuses sont les observations où cette dernière erreur a été commise. Mais un examen minutieux n'a rien montré du côté du poumon et des plèvres. Avec quoi peut-on confondre l'anévrisme ?

Les adénopathies trachéo-bronchiques se montrent surtout aux deux âges extrêmes de la vie. Dans l'enfance on aura affaire à la lymphadénite simple des enfants, ou à la tuberculose des ganglions trachéo-bronchiques ; dans la vieillesse, aux tumeurs malignes des ganglions médiastinaux, dont les signes se confondent avec ceux des tumeurs du médiastin en général. Les affections de l'enfance seront facilement écartées du fait de l'âge.

Dans les tumeurs du médiastin, le malade aura le plus souvent dépassé la cinquantaine, son affection évoluera avec un état général assez rapidement mauvais, alors que dans l'anévrisme il ne sera pas atteint ; les phénomènes douloureux rétro-sternaux seront intenses, la douleur sera sourde, constrictive et sans irradiation (Rendu), elle sera plus constante que dans les anévrismes. Enfin, souvent des généralisations permettront ce diagnostic ; on se souviendra aussi que ces tumeurs ne présentent pas cette tendance constante à l'usure que possède l'anévrisme. Ce diagnostic sera cependant parfois impossible, c'est lorsque la tumeur sera animée de battements, alors les différents moyens d'exploration seront tous déroutés, témoin le fait de Kirchgaesser Gisbert.

Les tumeurs siégeant au niveau du hile du poumon, qu'elles soient développées au dépens de la trachée, des bronches, du poumon où des plèvres pourraient en imposer aussi pour un anévrisme de l'aorte ; car dans ces cas les hémoptysies fractionnées et répétées seront fréquentes. Quand elles auront cet aspect gelée de groseilles avec consistance gélatineuse que Marshall, Hugues et Stokes considéraient comme pathognomonique, le diagnostic sera facile, mais ce signe est bien inconstant. Aussi on devra se baser surtout sur la marche de la maladie : début se faisant insidieusement par des signes de bronchite, avec le plus souvent poussées congestives du côté du poumon, puis apparition de signes de compression du côté des organes du médiastin, en même temps que se montreront les signes généraux de la cachexie cancéreuse, teinte jaune paille, amaigrissement progressif et généralisation.

Les abcès du médiastin sont rarement idiopathiques; le plus souvent, ils sont consécutifs à des inflammations du cou ; ou bien ils sont symptomatiques d'une lésion du sternum ou des vertèbres, d'une blessure ou d'un corps étranger du médiastin, d'une inflammation due à une tumeur sous-jacente œsophagienne, médiastinale, etc. La recherche du côté de ces organes rendra généralement le diagnostic facile.

On devra encore penser à différentes affections rares ; l'ulcération de l'aorte par une caverne, la rupture d'un anévrisme siégeant sur une branche artérielle issue de la crosse et développé dans le voisinage de cette dernière, enfin, les ruptures de l'aorte. Dans ces cas le diagnostic sera encore fort difficile à poser et parfois même impossible.

B **On a affaire, à un anévrisme de l'aorte, mais les hémoptysies sont, elles, dues a la rupture du sac.**

Pour affirmer cela, il faudra étudier en détail chaque période hémoptoïque, examiner avec grande attention le poumon et rechercher si les causes indiquées dans la production de ces hémoptysies existent bien. Malgré cette étude clinique minutieuse, on ne pourra souvent pas trancher la question.

CHAPITRE VII

TRAITEMENT

Parler du traitement des anévrismes de l'aorte ouverts dans les voies respiratoires semble un peu téméraire.

En effet, à notre connaissance, il n'existe pas de cas où une intervention thérapeutique chirurgicale ou autre ait été accompagnée de succès. On a cité des cas d'anévrismes ouverts qui ont guéri pendant un certain temps ; ce sont ceux où les hémoptysies fractionnées et répétées se sont montrées pendant des années, mais ici la nature a agi seule en déposant au fond de la poche des caillots de fibrine qui obturaient l'orifice. C'est d'ailleurs surtout dans ce sens que l'on doit comprendre le traitement de la complication qui nous occupe, et, comme il rentre dans le cadre du traitement ordinaire des anévrismes, nous n'insisterons pas.

Les tentatives chirurgicales sont-elles susceptibles de donner quelques résultats ; on ne doit pas répondre non et ôter tout espoir aux malades. Dans quelques cas, le hasard de la clinique; dans d'autres, une intervention voulue et nettement posée ont montré qu'il ne fallait pas d'emblée condamner les interventions chirurgicales.

M. Poncet dans un cas du professeur Lépine

(obs. II) put, par une longue canule à trachéotomie de 15 centimètres de long, dépasser l'obstacle et permettre au malade de respirer normalement, mais ici il n'agissait que contre la sténose, et l'ouverture ne se produisit que plus tard.

Bögchold (obs. VIII), chez un malade trachéotomisé, où, pendant qu'on sortait la canule, se produisit une hémorragie, put l'arrêter par l'introduction d'une longue canule de Kœnig ; malgré cela, l'hémorragie se montra à nouveau lorsqu'on voulut enlever la canule pour la nettoyer, et le malade mourut une heure et demie après la première hémorragie, en état de convulsion.

Beach, en présence des caillots obturant la trachée, propose de les faire traverser par une longue sonde molle et d'établir la respiration artificielle.

Zimmerlin fait de la compression avec un drain élastique introduit par trachéotomie et aspire au travers le sang répandu dans les voies aériennes.

Malgré cela, on voit combien sont médiocres les ressources du clinicien contre cette terminaison de l'anévrisme, et cela se conçoit du fait du siège de la lésion.

CHAPITRE VIII

OBSERVATIONS

I. Anévrismes ouverts dans la trachée.

OBSERVATION I. — (Lépine, *Revue de médecine*, 1898, p. 103.)

Anévrisme sacciforme comprimant la trachée. — Dyspnée avec allongement de la phase expiratrice. — Ouverture dans la trachée. — Mort par hémorragie foudroyante.

X .., âgé de quarante-cinq ans, entré le 6 juillet à la clinique, raconte que, depuis une quinzaine de jours surtout, il présentait de la dyspnée qui s'accusait lorsqu'il se livrait à un travail pénible.

Pas d'antécédents pathologiques connus. Pas de syphilis.

Depuis hier, la dyspnée a beaucoup augmenté ; en même temps s'est montré du cornage ; la dyspnée était telle qu'il a passé la nuit en plein air, debout le plus souvent ou assis sur une chaise.

A son entrée, dyspnée intense et cornage. Cette dyspnée présente son maximum pendant l'expiration, qui est allongée. Le bruit respiratoire s'étend des deux côtés, mais, à cause du cornage qui existe aux deux temps, on ne perçoit pas un véritable murmure inspiratoire.

A l'inspection de la poitrine, on voit qu'elle se dilate des deux côtés, mais avec léger tirage à la région épigastrique. Sonorité normale sauf en avant, vers la fourchette du sternum, où la matité est plus étendue à droite qu'à l'état normal ; on ne sent pas les battements derrière la fourchette sternale ; battements de la carotide et de la radiale normaux.

Voix normale. M. Dor constate l'intégrité des cordes vocales au laryngoscope et un rétrécissement de la trachée quelques centimètres plus bas. M. Jaboulay fit une trachéotomie et on put constater, en introduisant le doigt dans la plaie, l'existence d'une tumeur pulsatile qui soulevait la trachée à chaque battement du cœur. L'introduction d'une pince trachéale dilatatrice, modèle de M. le professeur Poncet, fit cesser le prolongement de l'expiration et soulagea le malade.

Le lendemain, l'état était très bon, mais le surlendemain le malade meurt brusquement par hémorragie, un flot de sang rutilant s'échappant de la plaie.

Autopsie. — Crosse de l'aorte très dilatée, présentant entre l'origine du tronc brachio-céphalique et celle de la carotide gauche, sur la face postérieure du vaisseau, une dépression laissant pénétrer le bout du doigt dans un petit anévrisme sacciforme, du volume d'une noix, adhérant à la trachée et s'étant ouvert dans son intérieur par un pertuis assez fin, visible par la surface interne de la trachée. Tout autour, la muqueuse est amincie et très rouge. Une coupe perpendiculaire fait reconnaître que les anneaux cartilagineux sont entièrement usés à ce niveau. La compression portait sur la partie antéro-droite de la trachée. Cœur normal.

Rien aux autres organes.

OBSERVATION II. — (Bret, Société des Sciences médicales de Lyon (*Lyon médical*, 1893, t. LXXIV, p. 56.)

Anévrisme de l'aorte ayant comprimé la trachée. — Ouverture dans la trachée.

Malade âgé de cinquante-neuf ans, atteint depuis quinze jours d'une dyspnée d'un caractère assez particulier. La respiration n'était pas plus fréquente qu'à l'étal normal mais, à l'expiration, il y avait un cornage intense qui diminuait dans l'inspiration ; il n'y avait ni tirage, ni cyanose des extrémités, la phonation était absolument normale. Se fondant principalement sur le peu de tirage, M. Lépine fit le diagnostic de compression trachéale et non de stridulation laryngée. Ce diagnostic fut vérifié à l'examen laryngoscopique et l'on put voir qu'il n'y avait aucune paralysie laryngée. Bien au contraire, la glotte se dilatait avec écartement inaccoutumé pendant l'inspiration et les cordes se rapprochaient complètement sur la ligne médiane quand le malade prononçait le son é. Grâce à l'ampleur du mouvement d'écartement des cordes, l'examen de la trachée était très facile, et ou put voir nettement une saillie en avant et à droite que l'on estimait être à 5 ou 6 centimètres au-dessous du cartilage cricoïde. Le malade fut trachéotomisé dans le service de M. le professeur Poncet, et, grâce à l'emploi d'une longue canule de 15 centimètres, qui permettait de dépasser l'obstacle, la respiration se rétablit normalement séance tenante. Une fois la canule en place, on put explorer avec les doigts une partie de la surface extérieure de la trachée, et M. Jaboulay sentit très nettement, au-dessous de l'extrémité supérieure du sternum, une tumeur pulsatile adhérente à la trachée, qu'il considéra comme un anévrisme de la crosse de l'aorte.

Le malade n'avait aucun signe d'anévrisme, les pouls radiaux étaient égaux. Le 15 juillet au matin, il prit une hémorragie foudroyante et succomba.

A l'autopsie, on trouva, en effet, un anévrisme entre l'origine du tronc brachio-céphalique et de la sous-clavière. Les dimensions de l'ouverture étaient à peu près celles d'une pièce de 2 francs! la cavité avait environ le volume d'une noix et elle communiquais par une ulcération avec la trachée, dans laquelle l'anévrisme s'était rompu. Il y avait de nombreuses plaques athéromateuses sur toute la face interne de la crosse de l'aorte.

OBSERVATION III (résumée).—Tollemer, *Société anatomique de Paris*, 1893, p. 556.

Anévrisme de la crosse de l'aorte ouvert dans la tranchée. Anévrisme en bissac devenu diffus.

T... âgé de soixante et un ans, charretier, entré le 21 octobre 1892 dans le service du Dr Brissaud, hôpital Saint-Antoine.

A quatorze ans, fluxion de poitrine et pleurésie gauche. Jamais de syphilis, sept enfants, est éthylique. Il y déux ans (à cinquante-neuf ans) est pris de ce qu'il appelle un vomissement de sang, qu'il évalue à 2 litres, depuis il a toussé un peu ; le lendemain il a repris son travail. Depuis, toussait et crachait, n'a pas maigri.

Le matin du 21 octobre, il vomit beaucoup de sang en toussant un peu, puis est pris de dyspnée intense. Il vient à l'hôpital, il est alors très cyanosé, crache du sang en toussant un peu, ce sang est mélangé de crachats écumeux et purulents ; sensation de pesanteur sur la poitrine, voix éteinte, rauque, non bitonale.

Respiration soufflante dans les deux poumons, surtout au sommet droit en arrière ; en outre de ce côté, nombreux râles sibilants et crépitants. A gauche, au sommet, râles muqueux, matité, résonance vocale.

Cœur hypertrophié, bat dans le septième espace, bruits sourds, auscultation difficile, pas de souffle, ni en avant, ni en arrière. Pouls égal des deux côtés, intermittent. Rien au niveau de l'aorte sauf un peu de voussure sonore de la poignée du sternum.

En somme, quoique présentant des signes de tuberculose, on porte le diagnostic d'anévrisme de l'aorte ouvert par une fissure dans la trachée.

22 octobre — Abondante hémoptysie, puis quelques caillots les jours suivants. Les hémoptysies se répétèrent à partir du 25 octobre et le malade meurt le 2 novembre.

Autopsie.— Poumons : droit volumineux, œdématié, quelques îlots de broncho-pneumonie ; tuberculose ancienne ; adhérences pleurales gauches, tuberculose caséeuse ancienne, semé de granulations récentes. Emphysème des bords antérieurs.

En écartant les poumons, on voit à la base du cœur une tumeur de la grosseur des deux poings ; c'est un anévrisme de la crosse de l'aorte. La portion intra-péricardique de l'aorte est un peu dilatée, athéromateuse.

L'anévrisme est développé aux dépens de la portion extra-péricardique de la partie ascendante et aux dépens de la portion horizontale ; l'aorte redevient normale au point où elle croise la bronche gauche ; les bronches ne sont pas comprimées ; les troncs artériels du cou, partent de la partie supérieure de l'anévrisme, ils sont normaux. La veine cave supérieure et la sous-clavière gauche adhèrent à la tumeur. L'anévrisme adhère à droite de la trachée qui, étant ouverte par sa face postérieure, montre sur la partie latérale droite une saillie de 6 centimètres dans le sens vertical, sur 3 dans le sens horizontal. Cette saillie présente cinq ouvertures, les cartilages sont érodés et divisés en fragments, l'un fait saillie par une ouverture. La plus grande des perforations est de la taille d'une pièce de 20 centimes, la plus petite, grosse comme un grain de chènevis, toutes laissent voir un caillot sanguin, leurs bords sont déchiquetés, renversés vers l'intérieur de la trachée et infiltrés de sang. La saillie commence au niveau de la bifurcation des bronches à l'origine de la bronche droite dont le calibre est un peu diminué.

Du côté de l'aorte, le sac de l'anévrisme est sur sa partie antérieure en partie obturé par des caillots anciens, mais la partie postérieure présente une ouverture circulaire de la taille d'une pièce de 5 francs, qui communique avec une seconde cavité ; c'est celle-ci qui communique avec la trachée. Cette seconde poche présente les caractères d'un anévrisme diffus.

Le cœur est hypertrophié.

OBSERVATION IV (résumée). — Grenet, *Société anatomique de Paris*, 1896.

Anévrisme de la crosse de l'aorte ayant donné lieu à des accès de dyspnée simulant l'asthme vrai. Mort par ouverture de la poche dans la trachée.

G... âgé de trente-trois ans, entré à l'hôpital Broussais, le 4 janvier 1896, mort le 20 mars.

Ni syphilis, ni paludisme, dix jours avant a été pris d'un accès nocturne d'oppression, qui se répète cinq jours après et la veille de son entrée.

A son entrée, quatrième accès simulant un accès d'asthme ; les accès se répètent les jours suivants, et, après ceux-ci, on ne trouve aux poumons qu'une sonorité exagérée, un affaiblissement du murmure vésiculaire, des râles sonores dans les deux poumons. Rien au cœur.

Ces crises se répétent de plus en plus fréquentes jusqu'au 20 mars, où le malade succombe après une hémoptysie abondante.

Autopsie : Poumons augmentés de volume, quelques granulations tuberculeuses.

Cœur normal ; anévrisme du volume d'une noix, siégeant à la partie convexe de l'aorte entre l'origine du tronc brachiocéphalique et de la sous-clavière gauche ; il adhère à la trachée dont on ne peut le séparer, à la coupe ; on voit une communication entre la trachée et l'anévrisme.

OBSERVATION V (résumée). — Faure Miller et Cottet, *Société anatomique de Paris*, 1893.

Double anévrisme de la crosse de l'aorte. — Ouverture de l'un dans la trachée.

Homme de quarante-cinq ans ans, entre à Lariboisière le 2 novembre 1892. Mort le 11 janvier 1893.

A son entrée, hémoptysies peu abondantes et oppression continue; toussait et crachait un peu de sang de temps en temps depuis dix mois; très anémié et très faible; pas de syphilis.

A l'auscultation, signes de congestion légère, surtout au sommet gauche, où existe un peu de rudesse respiratoire avec un peu de submatité. Rien au cœur, sauf un peu d'hypertrophie. Dans la fosse sus-sternale, battements assez expansifs avec léger frémissement, pas de retard du pouls radial.

Les hémoptysies durèrent encore dix jours, puis cessèrent.

20 décembre. — Accès de suffocation, paralysie de la corde vocale gauche.

Dans la nuit du 10 au 11 janvier il succombe étouffé par une hémoptysie fondroyante.

Autopsie. — Montre deux anévrismes de l'aorte, un siégeant sur la crosse, l'autre sur l'aorte descendante. Le premier est volumineux, il comprime le recurrent gauche qui est étalé, adhère dans la trachée dans laquelle il s'est ouvert.

OBSERVATION VI (résumée). — Simon, *Soc. anatomique de Paris*, p. 234, 1858.

Anévrisme de la crosse de l'aorte, compression de la trachée, hémorragie foudroyante par ulcération de la trachée.

Jeune femme de trente-deux ans, qui entre à l'hôpital en état d'asphyxie, avec un pouls misérable et incalculable, on était sans renseignement sur elle et on fit une trachéotomie *in extremis*, qui fut bientôt suivie d'une hémoptysie fatale.

Autopsie. — On trouve un anévrisme du volume d'un très gros œuf de poule, ayant 8 à 9 centimètres de long sur 5 à 6 de diamètre, développé surtout aux dépens de la première courbure et de la portion horizontale de la crosse de l'aorte; il paraît constitué par une dilatation et un allongement de cette partie, plutôt que par l'addition d'une poche à la crosse de l'aorte, il n'existe comme diverticule qu'une bosselure du volume d'une petite noix qui est venue se souder à la face antérieure de la trachée. A ce niveau, on voit une perte de substance des parois du sac bouchée incomplètement par la surface antérieure de la trachée, qui a contracté avec le sac des adhérences intimes dans l'étendue de 3 à 5 centimètres, sur tout le pourtour de cette perte de substance qui mesure 15 millimètres de hauteur sur 5 de largeur. La trachée offre trois perforations ovalaires, deux sont superposées immédiatement au-dessus de sa bifurcation, la troisième se trouve à l'origine de la bronche gauche ; la plus élevée a 3 millimètres sur 2, les autres 1 millimètre sur 2. Examinées par la surface interne de la trachée, elles paraissent comme taillées à l'emporte-pièce tandis que, du côté du sac, elles semblent former le sommet d'érosions plus larges. Elles répondent chacune à un anneau cartilagineux aux dépens duquel elles sont formées; les deux plus élevées étaient obturées par des concrétions fibrineuses, la troisième communiquait obliquement avec la cavité de l'anévrisme.

OBSERVATION VII (résumée). — Fritz,
Société anatomique de Paris, p. 3. 1860.

Anévrisme de l'aorte ascendante.— Ulcération de la trachée.— Crachats hémoptoïques. — Mort par asphyxie.

Femme âgée de quarante-sept ans, rhumatisante, ayant eu cinq ans auparavant une affection aiguë des poumons sans hémoptysie. Depuis quelques jours, gonflement de la partie supérieure de la poitrine, à droite et en avant; accès de suffocation, expectoration épaisse et noirâtre, dysphagie, voie enrouée. Au cœur, deux centres de battements. Mort par asphyxie.

Autopsie. — Tumeur anévrismale au niveau de l'aorte ascendante, commençant à 2 centimètres environ de l'orifice aortique et qui finit au-dessous de l'origine du tronc brachio-céphalique. La tumeur a contracté des adhérences avec la face interne des deux poumons et principalement avec le gauche. Ce poumon est induré dans les trois quarts de son étendue; à la coupe, on dirait une pneumonie passée à la chronicité. Les bronches sont colorées par du sang d'un rouge foncé. Immédiatement au-dessus de la naissance de la bronche gauche existe, sur la paroi latérale de la trachée, une ulcération qui se prolonge sur la ligne médiane de 1 centimètre et demi de long, irrégulièrement ovalaire, taillée comme avec un emporte-pièce et coïncidant avec un décollement de quelques millimètres vers la partie supérieure. Le point correspondant de la tumeur est très aminci.

OBSERVATION VIII (résumée). — Bögehold, in *Revue des sciences médicales*, 1884, t. XXIII, p. 522.

Anévrisme de la crosse ouvert dans la trachée.

Homme de trente-quatre ans, ayant l'haleine courte depuis six mois, et très oppressé depuis quelques jours, on pratique une crico-thyrotomie qui ne soulage pas le malade; à la place de la canule ordinaire, on met une canule de Kœnig qui franchit l'obstacle ; il y a alors cessation de la dyspnée. Mais, comme on sort la canule tous les deux jours pour enlever les sécrétions bronchiques, le huitième jour on a un jet de sang qui est arrêté par la remise en place; même hémorragie après une seconde tentative, et le malade meurt une heure et demie après la première hémorragie avec des convulsions des quatre membres.

A l'autopsie on trouve un anévrisme de presque toute la crosse aortique avec perforation de la trachée à 3 centimètres au-dessous de l'opération.

OBSERVATION IX. — Pennel, *Soc. anatomique de Paris*, 1883.

Anévrisme de la crosse de l'aorte communiquant avec la trachée.

Malade ayant eu une série d'hémoptysies et des accès de toux incessants qui l'avaient fait considérer comme tuberculeuse. L'auscultation révélait un souffle à timbre caverneux dans les deux fosses sus-épineuses, sans râle. Ils survint un accès de suffocation et la malade mourut brusquement.

Autopsie. — Anévrisme de la crosse aortique communiquant avec la trachée depuis plusieurs mois ; celle-ci était ulcérée et des caillots stratifiés servaient de barrière entre l'intérieur de la cavité anévrismale et de la cavité trachéale.

OBSERVATION X (résumée). — Luton, *Soc. anatomique de Paris*, 1858, p. 24.

Anévrisme de la crosse de l'aorte comprimant la trachée et ayant amené la mort par suffocation.

Malade âgée de trente-sept ans se plaignant de tousser et d'être légèrement oppressée : ne présentait rien de bien particulier dans ses antécédents, à part une fièvre typhoïde : elle ne toussait que depuis six semaines et avait l'aspect extérieur d'une phtisique. Comme signes physiques, elle présentait surtout des signes de bronchite, et l'on fit à son entrée le diagnostic de bronchite généralisée, fébrile, accompagnée d'un certain degré d'emphysème et d'une laryngite légère. Elle succomba trois jours après son entrée à des accès de suffocation que l'on attribua à de l'œdème du larynx.

Autopsie. — Rien au larynx, mais à quatre travers de doigt au-dessus de la bifurcation de la trachée, tubercule gros comme une noisette, saillant dans sa cavité ; cette tumeur violacée, qui semblait avoir subi un commencement d'ulcération, avait tout à fait l'apparence d'une fongosité cancéreuse ou tuberculeuse en voie de ramollissement. Elle était constituée par la saillie d'une poche anévrismale, grosse comme une pomme d'api, siégeant à la partie supéro-postérieure de la crosse de l'aorte et s'étendant à peu près depuis le péricarde jusqu'à l'origine du tronc artériel brachio-céphalique.

OBSERVATION XI (résumée). — Malloët, Cité par Richerand, th. d'Ordoneau. Obs. X, Paris 1874.

Anévrisme de la crosse de l'aorte ouvert dans la trachée. Hémoptysie foudroyante.

Soldat, âgé de quarante-deux ans, entre à l'infirmerie des invalides, portant à la partie antérieure et inférieure du col au-dessus du bord supérieur du sternum, une tumeur grosse comme une noix développée depuis un mois ; mort en vomissant abondamment un sang rouge et vermeil.

Autopsie. — Aorte dilatée dans la partie convexe de son arcade, entre la sous-clavière et la carotide gauche ; avait son fond adhérent et ouvert dans la trachée; les cerceaux cartilagneux étaient détruits et la membrane interne déchirée. Les bords de cette déchirure avaient été renversés du côté de la traché, par l'effort du sang qui avait produit la rupture.

OBSERVATION XII (résumée).— Moutet, *in* thèse Ordonneau, obs. XIII, Paris, 1875.

Anévrisme de l'aorte ouvert dans la trachée. — Mort par hémoptysie foudroyante.

Homme âgé de quarante-cinq ans. Mort d'hémoptysie foudroyante.

Autopsie. — Sur l'aorte, près du tronc brachio-céphalique, tumeur anévrismale nettement circonscrite qui, par face postérieure, adhérait intimement à la trachée avec laquelle elle communiquait. Cette perforation, située un peu vers la gauche, représentait une espèce de conduit creusé dans l'épaisseur des caillots, formant en cet endroit une couche très épaisse ; elle n'avait pas tout à fait 1 centimètre de diamètre ; elle siègeait sur la trachée, entre les deux derniers anneaux cartilagineux. Elle était irrégulière, déchiquetée ; la muqueuse étant intéressée dans une plus grande étendue que les arceaux.

OBSERVATION XIII (résumée). — Dubreuil, *in* thèse Ordonneau, obs. V.

Anévrisme de la crosse de l'aorte. — Rupture dans la trachée artère. — Dilatation du tronc brachio-céphalique.

Homme, âgé de trente-sept ans. A depuis deux ans une tumeur pulsatile en haut et à droite du sternum, survenue en même temps qu'une douleur déchirante dans le thorax, accompagnée de toux, de dyspnée. Puis, consécutivement, sa santé s'altéra, il maigrit. Mort par hémoptysie foudroyante.

Autopsie. — Anévrisme de la partie supérieure de la crosse aortique reposant par sa partie postérieure sur la trachée, dans laquelle il s'ouvre par un orifice assez large ayant intéressé trois cerceaux cartilagineux.

OBSERVATION XIV (résumée). — Hodgson, *Traité des maladies des artères et des veines*, traduction Brechet.

Anévrisme de la crosse de l'aorte ouvert dans la trachée. — Hémoptysie foudroyante.

Homme, âgé de trente à quarante ans, dyspnéique avec douleur à la partie supérieure du thorax, toux constante, expectoration muqueuse. Son état faisait penser à une tuberculose pulmonaire. Pendant un accès de toux, il rejeta une grande quantité de sang, fut sur le point de suffoquer ; quelques minutes après, il survint une hémoptysie foudroyante.

Autopsie. — Anévrisme aortique du volume d'une orange, ne présentant point de coagulum dans sa partie la plus distendue ;

et communiquant avec la trachée par une ouverture qui paraissait en partie le résultat d'une escarre et d'une ulcération. Cette ouverture admettait une plume à écrire. Le parenchyme pulmonaire était imprégné par le sang qui, de la tumeur, s'était épanché dans la trachée.

OBSERVATION XV. — Ferralle, *in* thèse de Ordonneau, obs. IV, Paris, 1875.

Anévrisme de la crosse de l'aorte ouvert dans la trachée.

Femme, admise à l'hôpital Saint-Vincent, est atteinte d'aphonie et de dyspnée ; elle expectore du sang en petite quantité; elle meurt dans la nuit après une abondante hémoptysie.

Autopsie. — On trouve deux sacs anévrismaux considérables, naissant de la crosse de l'aorte, l'un près de l'artère sous-claviculaire gauche et collé contre la trachée dans laquelle il s'est ouvert ; entre elle et le sac sont quatre ouvertures crébriformes situées dans les intervalles des anneaux de la trachée, entièrement sains.

Le second anévrisme était plus bas et comprimait l'artère pulmonaire.

OBSERVATION XVI (résumée). — Richerand, thèse Ordonneau, obs. XI, Paris, 1875.

Anévrisme de la crosse de l'aorte ouvert dans la trachée. — Hémoptysie foudroyante.

Soldat de trente ans, toussant continuellement, oppressé, crachats parfois sanguinolents. Mort par hémoptysie foudroyante.

Autopsie. — Crosse de l'aorte anévrismatique, dont le sac adhérait à la bronche gauche, avec laquelle il communiquait par une déchirure de 3 lignes de diamètre, comprenant trois cerceaux cartilagineux dont la rupture évidemment récente paraissait l'effet d'un effort suprême et non pas d'une usure lente.

Poumon gauche rempli de sang.

OBSERVATION XVII (résumée). — Boissier,
Société anatomique de Paris, 1875, p. 472

Anévrisme de la crosse aortique, à l'origine du tronc brachio-céphalique; ouverture dans la trachée. Mort d'hémoptysie.

B..., trente-sept ans, gazier, entré à l'hôpital de la Charité le 6 janvier 1874. Service de M. Empis. Syphilis il y a seize ans; depuis deux mois, engourdissement et douleurs dans le bras droit.

A l'entrée, Pointe du cœur déplacée, souffle aux deux temps à la base ; rien aux poumons.

11 janvier. – Les douleurs persistent dans le bras.

18 janvier. — Inégalité du pouls.

Peu à peu, le malade prend du cornage,de la dysphagie, de la dilatation des veines thoraciques, il tousse. Enfin, la veille de sa mort, qui survient à la suite d'hémoptysies qui durèrent une journée, il présente des plaques de gangrène aux membres supérieurs.

Autopsie. — Anévrisme de la grosseur d'une orange développé sur la portion droite et supérieure de la crosse. La trachée présente une perforation de la grandeur d'un pois qui siège à 4 centimètres de sa bifurcation ; cette perforation mène dans le tronc brachio-céphalique qui prend naissance sur la paroi supérieure de l'anévrisme et se trouve dilaté.

OBSERVATION XVIII (résumée). — Chenet,
Société anatomique de Paris, 1875, p. 106.

Anévrisme de la crosse de l'aorte ouvert dans la trachée. Hémoptysie foudroyante.

Homme de quarante-six ans, mort dans le service de M. Proust, était entré pour des accès d'asthme ; il contracta la variole, et, durant son isolement, accusa de la douleur rétrosternale; comme il présentait un souffle intense à la bifurcation de la trachée, on pensa à une compression par les ganglions du médiastin. Il succomba à une hémoptysie foudroyante survenue sans prodrome.

Autopsie. — On trouve une poche anévrismale de l'aorte qui adhère sur la face latérale gauche et à la partie inférieure de la trachée. Il existe une fistule trachéale qui laisse passer une sonde cannelée.

OBSERVATION XIX (résumée). — Tiroloix, *Société anatomique de Paris*, 1891, p. 198.

Dilatation anévrismale de la crosse aortique. Dyspnée. Cornage. Hémoptysie fractionnée de plusieurs jours de durée. Mort. Anévrisme aortique. Compression de la trachée. Altération du pneumogastrique. Fistule aortico-trachéale.

B..., cinquante-trois ans, matelassier, entré le 31 janvier 1891 salle Saint-Denis à l'Hôtel-Dieu, service de M. Lancereaux. En 1862, paludisme; 1868, choléra ; 1869, deux érysipèles, tousse depuis 1887, pas de syphilis, pas de saturnisme. Depuis 1890 tousserait davantage, est plus dyspnéique, enfin a un sifflement inspiratoire.

A son entrée, est cachectique, a un cornage inspiratoire avec tirage sus- et sous-sternal. A l'examen, on trouve à jour frisant un léger soulèvement; dans les deux premiers espaces intercostaux droits, on sent l'aorte derrière le sternum ; enfin, matité en avant dans la région aortique et, en arrière, dans la région interscapulo-humérale gauche. Les pouls sont inégaux Jusqu'au début de mars reste dans le même état, puis, à ce moment, crises dyspnéiques intenses, vomissements. Du 6 au 15 mars il a une expectoration sanglante, puis il meurt le 16 asphyxique et cachectique.

Autopsie. — Anévrisme aortique développé aux dépens de la

moitié supérieure de la portion ascendante et de toute la portion horizontale de la crosse aortique. Cette poche adhère intimement à la bronche droite et à la face latérale gauche de la trachée ; cette dernière, une fois ouverte, montre un petit orifice qui conduit dans la poche anévrismale.

II. Anévrismes ouverts dans les bronches.

OBSERVATION XX (inédite).

Tuberculose pulmonaire. — Anévrisme de l'aorte méconnu. — Mort par hémoptysie foudroyante. — Ouverture dans la bronche gauche.

Joseph G..., quarante ans, entré salle Sainte-Elisabeth, n° 47, le 12 novembre 1901, mort le 21 décembre 1901.

Père mort à soixante-quatre ans de pleurésie ; mère morte à cinquante ans d'affection indéterminée, un frère mort à onze ans, une sœur morte à vingt ans. Une sœur vivante, pas très bien portante, ne tousse pas.

Le malade est célibataire, il a eu la syphilis.

Il tousse un peu les hivers depuis cinq à six ans, n'a jamais eu de fluxion de poitrine, jamais il n'a été très robuste.

Il vient à l'hôpital pour une bronchite. Cette année, il a déjà, pour cette affection, fait un séjour de deux mois à l'hôpital de Marseille, d'où il fut envoyé à Hauteville. Il y séjourne environ trois mois ; pendant les deux premiers mois il y engraisse de 4 kg. 500, puis, le dernier mois, il prend des troubles digestifs, a des vomissements fréquents et sort non amélioré.

Depuis un mois les troubles digestifs ont persisté, l'amaigrissement a augmenté, la toux, l'oppression se sont accentuées, et, c'est pour cela que le malade vient à l'hôpital.

A son entrée, il est pâle, amaigri, a beaucoup perdu ses forces. Il est très dyspnéique, même au repos où il a quarante-huit respirations; la dyspnée augmente par la marche, l'effort. Il tousse fréquemment par quintes, il a des crachats purulents assez abondants. Point de coté à la base droite, en arrière.

Pas de céphalée, inégalité pupillaire.

Inappétence presque complète, vomissements fréquents causés par la toux. Selles normales. Insomnie la nuit due à la toux.

Examen physique. Thorax. Creux sus- et sous-claviculaire plus marqués à droite. Légère rétraction de la paroi thoracique du côté gauche.

Vibrations très diminuées dans toute la hauteur du poumon gauche, en avant et en arrière.

Sonorité normale à gauche, sauf dans la fosse sus-épineuse, et, le long de la colonne vertébrale, à droite, sonorité diminuée dans la fosse sous-épineuse, matité dans la fosse sus-épineuse ; en avant, sous la clavicule, légère diminution.

Dans la région interscapulaire, jusqu'à la septième dorsale, il existe dans les deux gouttières vertébrales une zone de matité assez nette qui disparaît brusquement en bas et qui, en haut, se confond avec la matité des deux fosses sus-épineuses.

A l'auscultation : silence respiratoire presque absolu dans tout le poumon gauche, en avant et en arrière. A droite : en arrière, respiration rude soufflante à la base ; dans la fosse sus-épineuse et la partie supérieure de la fosse sous-épinense, souffle assez intense inspiratoire et expiratoire. En avant, sous la clavicule, respiration rude, pas de râle, pas de souffle.

Expiration prolongée dans tout le poumon droit.

Un peu de retentissement de la voix au sommet droit, en arrière.

Cœur : pointe, cinquième espace non déplacée, bruits réguliers. Pouls régulier.

Rien au tube digestif : foie et abdomen normaux.

A l'entrée, température 38°1.

Les urines ne contiennent par d'albumine.

14 novembre. — A la radioscopie, rien d'anormal dans le médiastin ; immobilisation du diaphragme du côté gauche ; un peu d'obscurité du côté gauche au sommet, plus marqué à droite.

18 novembre. — Sang un peu pâle.

21 décembre. — Dans la nuit, le malade a une hémoptysie abondante durant laquelle il succombe.

Pendant son séjour à l'hôpital il avait présenté une température à grandes oscillations variant entre 39° et 37°5.

A l'autopsie, on trouve :

Poumon. — Le droit est normal.

Le gauche présente une tuberculose localisée du sommet, des adhérences pleurales de ce sommet et, à la base, quelques noyaux de broncho-pneumonie.

L'aorte est volumineuse, dilatée dans son ensemble et, sur toute sa surface, on trouve des plaques d'athérome. Sur la partie postérieure et gauche de la crosse aortique, on trouve un petit anévrisme du volume d'une noix, qui adhère à la bronche gauche. Le fond de ce sac présente une ulcération allongée dans le sens vertical et qui mesure 2c 8 sur 2c 5 de large. Cette ulcération présente un fond rougeâtre, formé par un tissu nécrosé, friable, en partie constitué par des dépôts fibrineux et du sang coagulé ; ce tissu obture incomplètement la surface de l'ulcération, car une sonde peut facilement pénétrer dans la bronche gauche avec laquelle l'anévrisme communique.

Sur la bronche gauche, en effet, à 4 centimètres de son origine, on a un orifice à bords un peu surélevés et déchiquetés, qui a une forme circulaire et qui mesure un diamètre de 15 millimètres; comme l'orifice anévrismal, celui-ci à son fond en partie obturé.

L'anévrisme, par les adhérences contractées avec les tissus voisins, comprime la bronche gauche et la branche gauche de l'artère pulmonaire.

Le cœur est normal.

La rate grosse pèse 480.

Foie gros pèse 2100.

Rein unique en fer à cheval, 485 grammes.

OBSERVATION XXI (résumée). — Collings, *Lancet*, 23 août 1884. — (Traduction due à notre ami Faucheron.)

Anévrisme sacciforme de l'aorte thoracique ascendante s'ouvrant dans la bronche gauche.

Maria C. ., quarante-huit ans, syphilis douteuse, entre à l'hôpital avec une dyspnée très intense, les lèvres et les ongles sont livides; la respiration est sifflante, l'expectoration abondante, écumeuse, avec une teinte très légèrement rouillée. A l'auscultation, obscurité respiratoire de tout le côté gauche, en avant et en arrière sauf dans la région sous-claviculaire et sus-scapulaire gauche où existe une respiration bronchique ; dans le reste du poumon gauche, où la respiration est fortement diminuée, l'expiration est plus distincte que l'inspiration.

Rien au cœur ; pulsations radiales égales.

Pupilles égales.

Quelques jours après son entrée, la dyspnée diminua, mais les signes physiques persistèrent.

Un mois après la malade, en se couchant, fut prise d'un accès de toux, eut une hémoptysie abondante et succomba quelques minutes après.

Autopsie. — Poumon droit normal, dilaté ; poumon gauche affaissé, complètement privé d'air, la cavité pleurale contenait environ une demie-chopine de liquide.

Cœur normal. Aorte athéromateuse.

Sur la partie antérieure de l'aorte descendante, comme couchée sur la bronche gauche, on trouva un anévrisme sacciforme ayant à peu près les dimensions d'un marron d'Inde, communiquant avec la bronche par une ouverture de la dimension d'une plume d'oie.

OBSERVATION XXII. — J.-B.-S. Jackson.
Catalogue of the Museum of the Boston Society for medical improvment, p. 98, 1847.

Anévrisme de l'aorte ouvert dans la bronche gauche. Communication de l'œsophage avec cette même bronche.

Une négresse, âgée de soixante-quatre ans, fut d'abord vue par le Dr R..., en octobre 1834, pour un rhumatisme supposé de l'épaule gauche et d'un côté du cou. En octobre 1835, quand elle fut examinée par nous, pour la première fois, elle déclara que, pendant l'hiver précédent, elle avait commencé à éprouver de la dysphagie, de la céphalalgie et une douleur du côté s'étendant jusque derrière l'oreille gauche. Pendant la semaine précédente, elle avait eu de l'orthopnée, de la douleur, une oppression à la base du sternum et une toux déchirante, fréquente, sans expectoration ; jamais elle n'eut de palpitations. La dysphagie était, par moment, considérable; elle ne pouvait rien avaler de solide sans boire et souvent éprouvait d'affreuses douleurs après avoir essayé de le faire.

En examinant la poitrine on trouve, à gauche du sternum, au niveau de l'articulation de la pièce supérieure et moyenne de cet os, une saillie marquée et, au même endroit, une forte impulsion et de la matité à la percussion. La respiration est mêlée de râles sibilants dans tout le poumon gauche, de râles sonores dans tout le poumon droit ; aucun bruit de souffle. On porta le diagnostic d'anévrisme de la crosse de l'aorte. A partir de cette date, d'octobre 1835, les principaux symptômes et signes physiques persistèrent; la dysphagie devint surtout très gênante, au point de faire redouter constamment une suffocation. Le 22 février 1836, pendant qu'elle était en train de parler, elle fit un effort pour se soulever et demanda un crachoir quand un flot de sang s'échappa par la bouche et le nez et elle mourut immédiatement, ne rendant pas plus d'une pinte de sang.

Autopsie : L'aorte est dilatée depuis son origine jusqu'au delà de la crosse où existent deux anévrismes presque aussi volumineux que le poing. L'un d'eux est adhérent à la partie supérieure du sternum. La convexité de l'aorte presse sur la bronche gauche, avec laquelle elle communique par un orifice placé presque à la naissance de cette bronche. A la surface interne de l'œsophage, on trouve un petit ulcère profond qui communique avec la bronche gauche, près de l'orifice de communication de cette bronche avec l'anévrisme.

OBSERVATION XXIII. — Ullé.

Société anatomique de Paris, p. 254, 1870.

Anévrisme de l'aorte rompu dans la plèvre, ouvert antérieurement dans les bronches.

Un boulanger entra à l'hôpital avec de la dyspnée et une hémoptysie ; les crachats étaient rouges et nummulaires. On trouvait un peu de matité et on pensa à une tuberculose. Puis le malade rendit du sang spumeux. Tout à coup il fut pris d'étouffement et mourut subitement.

Autopsie : Plèvre gauche remplie de caillots de sang gelée de groseille ; anévrisme de l'aorte descendante ; pas de compression de l'œsophage ni du récurrent. Une petite bronche présente une perforation communiquant avec l'anévrisme ; le poumon, très adhérent à la poche, a fini par céder dans un point et c'est par cette déchirure que l'anévrisme s'est vidé dans la plèvre. La colonne vertébrale est à peu près intacte.

Le cœur présente un épaississement des valvules sigmoïdes. L'aorte est athéromateuse.

OBSERVATION XXIV (résumée). — Desplats, *Revue des sciences médicales*, t. XVI, p. 694.

Anévrisme de la crosse de l'aorte. — Ouverture dans la bronche gauche. — Hémoptysie mortelle. — Dilatation des bronches dans le poumon gauche.

Homme âgé de quarante six ans, sujet à de l'oppression depuis deux ans; à son entrée, on trouve du côté gauche de la poitrine une sonorité presque normale, avec diminution du murmure, une expiration prolongée, quelques râles sibilaires et muqueux; à droite, respiration supplémentaire.

A la base du cœur, double bruit de souffle; dans les artères, pouls de Corrigan.

Mort deux mois après son entrée d'une hémoptysie foudroyante. Après avoir présenté des signes d'épanchement à la base gauche, quoiqu'on eût pratiqué deux ponctions blanches.

Autopsie : A la partie concave de la crosse aortique, dilatation grosse comme une noix comprimant la bronche gauche : dans le fond de cette poche existait un petit orifice qui permettait à une sonde de pénétrer dans la bronche.

Le poumon gauche était entouré d'une gangue conjonctive épaisse et adhérait intimement à la paroi thoracique; il contenait de nombreuses cavités distendues par de la matière purulente. Les plus nombreuses et les plus vastss occupaient la base ; on n'en trouvait pas au sommet.

Les cavernes avaient des parois unies, tapissées par la muqueuse bronchique et communiquaient librement avec les bronches. Sur tout les points le tissu pulmonaire était devenu fibreux, sclérosé.

OBSERVATION XXV (résumée). — Max Edel,
Revue des sciences médicales, t. XLV, p. 553, 1895.

Anévrisme de la crosse aortique ouvert dans la bronche gauche. Hémoptysie foudroyante.

Homme de quarante-sept ans, emphysémateux, mort instantanée par hémoptysie violente.

Cœur complètement recouvert par le poumon droit très volumineux. L'anévrisme commence au-dessus des valvules et s'étend sur toute la crosse aortique jusqu'à l'origine de l'aorte descendante; paroi interne offrant les lésions avancées d'artériosclérose. Au niveau où la portion ascendante devient la crosse, les parois aortiques sont amincies, transparentes et rouges; au centre de cette partie se trouve un orifice ayant les dimensions d'une pièce de 5 pfennigs qui conduit dans la bronche gauche, immédiatement au-dessous de la bifurcation; en cet endroit, le cartilage bronchique est complètement perforé. Les deux bronches sont pleines de sang, œsophage et estomac gorgés de sang. Un deuxième petit anévrisme sacciforme occupe l'aorte thoracique. Hydronéphrose double.

OBSERVATION XXVI (résumée). — Cossy,
Société anatomique de Paris, p. 207, 1874.

Anévrisme de la crosse de l'aorte ouvert dans la bronche gauche. Hémoptysie foudroyante.

R..., vingt-quatre ans, entré le 20 février 1874, service de M. Millard, hôpital Lariboisière. Deux séjours antérieurs pour des points de côté vagues. Oppressé depuis quelque temps lorsqu'il court. Il y a un mois, points de côté à gauche, oppression, fièvre, crache quelques filets de sang.

A son entrée, dyspnée, expectoration blanche mousseuse, matité, diminution du murmure et des vibrations à gauche; en avant à gauche, dans région précordiale, espace sonore avec abolition du murmure.

Du 20 au 26, mêmes signes. Le 26, hémoptysie foudroyante.

Autopsie. — Léger épanchement séreux dans la plèvre gauche. Sur l'aorte on trouve, après la sous-clavière gauche, une petite poche anévrismale qui comprime et adhère à la bronche gauche. Celle-ci est de suite au-dessous de la bifurcation de la trachée perforée de deux orifices linéaires et déchiquetés.

OBSERVATION XXVII. — Cornil,
Société anatomique de Paris, p. 249, 1864.

Anévrisme de la crosse de l'aorte ouvert dans la bronche gauche. Hémoptysie foudroyante.

Homme de trente-six ans, mort d'hémoptysie foudroyante.

Autopsie. — Cœur normal très sain. Lésions d'emphysème dans les poumons. Poumon gauche très volumineux, gorgé de sang.

Aorte dilatée et offrant à la partie descendante de sa crosse, au niveau de la bronche gauche, un anévrisme en forme de cupule du volume d'un œuf de poule, ne contenant aucun caillot Cet anévrisme communiquait directement avec la bronche gauche par une perforation comme taillée à l'emporte-pièce.

OBSERVATION XXVIII (résumée,. — Leflaive,
thèse de Ordonneau, Obs. VIII, Paris 1875,
tirée de la Soc. anatomique.

Anévrisme de l'aorte ouvert dans la bronche gauche. — Mort par hémoptysie.

Homme âgé de trente-six ans, dyspnéique depuis son enfance, présentait une dyspnée plus forte depuis un an, avec perte de la voix ; enfin, depuis cinq mois, toux fréquente avec accès de suffocation et dysphagie. Avait tumeur volumineuse à droite sous la clavicule. Mort subitement par une hémoptysie.

Autopsie. — L'aorte présente trois dilatations anévrismales, dont l'une comprime en arrière la bronche gauche avec laquelle elle communique par une perforation située près de la trachée. Les bords de la perforation sont grisâtres et entourés d'une auréole violacée ; les cartilages voisins sont singulièrement ossifiés et, en face de la perforation, sur la paroi opposée de la trachée, existe une petite ulcération à fond grisâtre.

OBSERVATION XXIX (résumée). — Malherbe, thèse de Ordonneau, Obs. XV, Paris 1875.

Anévrisme de la crosse de l'aorte. — Ouverture dans la bronche gauche. — Hémoptysie foudroyante.

Homme de quarante-neuf ans, toujours bien portant, éthylique, éprouvant une gêne dans les efforts depuis trois ans, avait présenté six mois avant la mort, de la bronchite avec quelques crachats striés, puis une oppression vive avec sensation d'obstacle à la respiration siégeant au larynx. L'examen physique avait montré les signes d'un anévrisme comprimant les voies aériennes, quelques jours avant sa mort qui eut lieu par hémoptysie foudroyante, il expectorât du sang pur dans ses crachats.

Autopsie. — Crosse de l'aorte tout entière transformée en une poche anévrismale de la grosseur du poing, de forme ovoïde. Elle adhère intimement à la partie inférieure de la trachée et à la bifurcation des bronches qu'elle comprime ; la bronche gauche plus aplatie que la droite, présente antérieurement cinq perforations d'un petit diamètre, dont l'une, la plus grande, a détruit un des cerceaux cartilagineux et a donné passage au sang ; les autres sont obstruées par des caillots, la muqueuse de la trachée, au voisinage des perforations, est tout à fait noire, sauf quelques points d'une couleur ocre.

OBSERVATION XXX (résumée). — Richerand.
In thèse de Ordonneau, Obs. XII, Paris 1875.

Anévrisme de la crosse de l'aorte, ouvert dans la bronche gauche. — Hémoptysie foudroyante.

Homme de quarante-huit ans, éprouvait depuis quatre mois tous les symptômes d'un anévrisme interne : lorsque, se mettant au lit, il fit des efforts pour tousser et eut une hémoptysie abondante.

Autopsie. — Crosse de l'aorte anévrismatique adhérant à la partie antérieure et inférieure de la trachée ; cette adhérence se continuait sur la bronche gauche. L'anévrisme présentait une petite ouverture qui siégeait entre le deuxième et le troisième anneau de la bronche gauche.

OBSERVATION XXXI (résumée). — Nattan-Larrier.
Société anatomique de Paris, 1899, p. 670.

Rupture d'un anévrisme de l'aorte dans la bronche gauche. Hémorragie en deux temps. — Etude des lésions pulmonaires.

R..., âgé de soixante-quatre ans, entre le 4 janvier 1898 à l'hôpital Audral ; son amaigrissement, son histoire antérieure font porter le diagnostic de tuberculose. A de la fièvre depuis trois ou quatre jours ; le début des accidents se serait fait par une série d'hémoptysies d'abondance variable. A son entrée, a des crachats muco-purulents abondants et striés. Auscultation incomplète montre cependant des craquements très nets aux sommets. Cinq à six heures après son entrée, le malade est pris d'une hémoptysie nouvelle, rend plus de 1 litre de sang et meurt.

Autopsie. — Montre un anévrisme développé aux dépens de la portion la plus convexe de la crosse de l'aorte, du volume d'un poing, adhérant au poumon à droite, à la trachée et à la bronche gauche. Dans celle-ci on voit deux orifices, l'un situé à la bifurcation de la trachée, petit, admettant à peine une sonde cannelée, l'autre a deux travers de doigt, de 1 centimètre de diamètre. Dans les poumons on trouve des lésions de bronchopneumonie.

OBSERVATION XXXII (résumée). — Ch. Mirallie.
Soc. anatomique de Paris, p. 378, 1892.

Anévrisme de l'aorte. — Ouverture dans la bronche droite.

Homme âgé de quarante-huit ans, entré le 13 mai dans le service de M. Netter, tousserait depuis l'hiver 1891-1892, mais n'est très dyspnéique que depuis trois semaines. N'est ni syphilitique, ni éthylique; les radiales sont souples, non athéromateuses

A l'entrée, dyspnée extrême, avec sifflement très aigu perceptible à distance; sonorité pulmonaire exagérée en arrière, sauf au niveau du hile du poumon droit où, sur une étendue de 5 à 6 centimètres de haut entre la colonne et le bord interne de l'omoplate, on trouve une matité franche. Murmure vésiculaire aboli; nombreux râles dans les deux poumons; en avant, sonorité normale, râles moins nombreux.

Cœur régulier, difficile à explorer, pouls à peine perceptible.

Expectoration abondante, crachats très visqueux et filants, sont rosés, framboisés, rappelant les crachats gelée de groseille, ce qui fait penser à un cancer du poumon. Cependant M. Netter pense à un anévrisme latent de l'aorte; les crachats ne renferment pas de cellules caverneuses.

15 mai. — Moins oppressé, un crachat hémoptoïque, pas de signes de compression. A 6 heures du soir, crise d'asphyxie, matité du poumon droit, plus de murmure à droite, nettement perçu à gauche. État asphyxique persiste toute la nuit, meurt le 16 au matin.

Autopsie. — On voit entre les bords pulmonaires la saillie d'un anévrisme de l'aorte. La trachée ouverte, on voit à son point de bifurcation et à l'origine de la bronche droite un orifice de 1 centimètre de côté, communiquant avec l'anévrisme. A ce niveau, deux cartilages rompus font saillie dans la cavité de la bronche. La bronche moyenne est complètement obstruée par le sang, il y en a peu dans la bronche supérieure, la bronche inférieure n'en contient pour ainsi dire pas.

L'anévrisme occupe la portion ascendante de la crosse; l'aorte au-dessus de la dilatation est souple et sans athérome apparent.

III. Anévrismes ouverts dans les poumons.

OBSERVATION XXXIII (résumée). — Weber.
Thèse de Greifwald, 1897. (Traduction due à l'obligeance de Mlle Sibirtzof.)

Anévrisme sacciforme de la bronche descendante de l'aorte, perforation du poumon gauche et de la trachée.

C... J..., cinquante-six ans, reçue le 20 avril 1896 à l'hôpital de Sralsund. Souffrait depuis quatre mois d'accès d'asthme et de dyspnée surtout expiratoire. Elle tousse et crache des mucosités purulentes teintées de sang et quelquefois du sang pur. Elle présente de l'emphysème pulmonaire, rien au cœur; cependant, à droite du sternum, on ne perçoit pas les bruits de l'aorte. Elle a, du côté gauche du cou, à la partie inférieure, une masse dure et les veines de ce côté sont variqueuses et flexueuses. L'examen laryngoscopique montre un peu d'œdème des cordes vocales et la gauche est paralysée.

29 avril. — Accès de suffocation avec cornage inspiratoire et expiratoire et cyanose. On fait une trachéotomie (4 mai) qui est sans action sur la dyspnée; celle-ci est calmée par la morphine.

Il semble que la partie voisine du côté droit du manubrium soit plus voûtée que celle de gauche.

Après l'administration d'iodure de potassium, la malade va mieux ; cependant, dans les premiers jours de juin, la dyspnée se montre de nouveau, elle expectore du pus et du sang et succombe le 4 très dyspnéique. Après qu'on eut constaté un silence absolu du côté droit en avant et en arrière.

Autopsie. — La partie descendante de l'aortc présente une dilatation de la grosseur d'une tête d'enfant, elle comprime la trachée et l'œsophage. La trachée présente, avant sa bifurcation à gauche, un trou rond nécrosé, à bords déchiquetés. A la partie supérieure du poumon gauche, on voit une masse dure qui adhère à l'aorte et dans laquelle ce vaisseau s'est ouvert. Les deux poumons sont hépatisés et présentent des masses broncho-pneumoniques.

Le sac anévrismal, qui a attaqué les quatrième et cinquième vertèbres dorsales, contient un caillot de sang qui le remplit complètement et qui a empêché l'hémorragie foudroyante par l'orifice trachéal.

OBSERVATION XXXIV. — Thompson.

Jahresbericht, t. II, p. 177 1899.

Anévrisme de la partie ascendante de l'aorte. — Ouverture dans le poumon.

Homme de quarante-cinq ans, ayant eu une hémoptysie et trouvé par la police se roulant dans la rue en état de collapsus. Il présentait de la submatité du sommet au poumon droit, jusque vers la cinquième côte, sur la ligne mamelonnaire. A ce niveau, on pouvait sentir à la palpation un léger ébranlement. Les veines de la partie droite du thorax étaient visibles et fortement tendues. Pas de dilatation veineuse, ailleurs pas de sensations douloureuses. Pouls plus mou à droite qu'à gauche. On diagnostiqua un anévrisme de l'aorte avec rupture dans le poumon. Le malade succomba après trois jours d'hôpital.

L'autopsie montra un anévrisme sacciforme de la moitié supérieure de l'arc ascendant de l'aorte. La pointe du sac avait une ouverture à travers le tissu ramolli du poumon droit. Aorte athéromateuse.

OBSERVATION XXXV. — Armand Bernard, *Société anatomique de Paris*, p. 296, 1897.

Anévrisme de la portion supérieure de l'aorte thoracique ouvert dans le poumon gauche. Hémoptysies multiples. Mort par hémoptysie foudroyante.

Le nommé B...., maréchal-ferrant, âgé de soixante-cinq ans, entre le soir du 13 mars, dans le service de M. le Dr Giraudeau.

Il présente comme antécédents des attaques répétées de rhumatisme articulaire.

Depuis six mois il a commencé à tousser, à cracher, expectoration abondante, mais sans caractères notables. Il est depuis la même époque facilement oppressé, il a même parfois des palpitations.

Il y a quatre mois, à l'occasion d'une quinte de toux, le malade a eu une hémoptysie rutilante abondante et, depuis à plusieurs reprises, des crachats sanglants très rouges. Depuis trois mois il a beaucoup maigri et a perdu l'appétit.

Trois jours avant son entrée dans le service (10 mars), le malade a une nouvelle hémoptysie abondante, identique à la première, qui se calme pour reprendre trois jours après (13 mars) et le détermine à se présenter à l'hôpital.

Au moment de son arrivée, le malade qui aurait eu le matin même une hémoptysie de près de 2 litres, n'a plus que quelques crachats hémoptoïques noirâtres.

A l'examen de la cage thoracique, nous constatons au sommet, en arrière et à gauche, un peu de submatité, de la diminution des vibrations thoraciques et quelques râles. En avant, les signes sont beaucoup plus accentués; à gauche, au sommet, matité complète et l'auscultation révèle l'existence d'un gros souffle qui paraît présenter tous les caractères du souffle caverneux.

14 mars. — Au matin, au moment où nous le présentons à notre maître le Dr Giraudeau, qui nous faisait remarquer la tension et l'irrégularité du pouls, le malade est pris brusquement d'une hémoptysie qui l'emporte sous nos yeux en quelques minutes.

Autopsie : Immédiatement au-dessus de l'émergence de la sous-clavière gauche, l'aorte présente une dilatation qui, à doux travers de doigt au-dessous, s'agrandit en une vaste poche anévrismale, en partie comblée par de gros caillots stratifiés anciens, peu de caillots mous récents. A droite, la paroi de cette vaste anfractuosité est constituée par les tuniques artérielles présentant sur leur face interne de multiples plaques calcaires. A gauche, les tuniques artérielles ont complètement disparu et le sac anévrismal est formé aux dépens du parenchyme du lobe supérieur du poumon gauche, empiétant un peu sur la partie toute supérieure au lobe inférieur ; à ce niveau, la paroi de cette énorme caverne est constituée uniquement par une coque de tissu pulmonaire condensé carnifié, parcouru de cloisons fibreuses. En un point de cette paroi, nous avons constaté l'existence d'une fissure à peu près fermée par des caillots récents, qui paraît avoir été le point d'issue de l'hémoptysie terminale.

Le lobe inférieur du poumon gauche et le poumon droit tout entier sont absolument sains.

Le cœur ne présente rien d'anormal pas plus que les autres organes.

OBSERVATION XXXVI (résumée). — Verdalle.
In Thèse de Vielle, Bordeaux, p. 250, 1889-90.

Anévrisme de la crosse de l'aorte ouvert dans le poumon droit. Mort par hémoptysie foudroyante

N...., âgé de quarante-quatre ans, robuste mais syphilitique, toussait depuis une huitaine de jours et avait craché un peu de sang, entre le 5 février. A pris le jour même, une hémoptysie de sang pur vermeil, accompagnée de toux. A son arrivée à l'hôpital, ne tousse ni ne crache, l'hémoptysie est arrêtée; on ne trouve rien au cœur ni aux poumons Le lendemain matin quelques crachats sanglants et, pendant qu'on l'examine, a une hémoptysie foudroyante.

Autopsie. — Cœur normal. On trouve une poche anévrismale de la crosse de l'aorte située à 4 ou 5 centimètres de l'origine et s'étendant jusqu'au tronc brachio-céphalique. Cet anévrisme est couché contre le poumon droit et recouvert par lui en grande partie. Il adhère sur une surface assez étendue vers la partie moyenne et sur son bord gauche. Autour, le tissu pulmonaire est induré noirâtre, comme gorgé de sang. A la coupe, on voit l'ouverture autour de laquelle le tissu pulmonaire est déchiré, imbibé de sang noir et farci de caillots.

OBSERVATION XXXVII. — Campenon.
Société anatomique de Paris, p. 408, 1872.

Anévrisme de la crosse de l'aorte ; ruptures successives dans le poumon :

Femme morte à cinquante-huit ans, ayant eu des défaillances, des hémoptysies, ainsi qu'une induration pulmonaire précédée d'un pneumothorax.

Autopsie. — L'anévrisme est masqué par le poumon. Il existe une hémorragie dans la cavité de la plèvre avec imbrication des couches de sang coagulé. Un prolongement anévrismal se trouve engagé dans le sommet du poumon gauche. C'est en ce point que la rupture s'est faite sous forme de poussées successives, attestées par les alternatives d'amélioration et d'aggravation. Le poumon est converti en une poche remplie de sang coagulé. Un deuxième petit anévrisme secondaire est venu s'ouvrir à son tour dans le même poumon.

CONCLUSIONS

Les anévrismes de l'aorte thoracique, surtout ceux de la crosse (86,4 pour 100 des cas) peuvent s'ouvrir dans les voies respiratoires. Cette ouverture siégera dans :

La trachée . . .	51,35	p. 100	des cas
La bronche gauche	32,43	—	—
La bronche droite.	2,7	—	—
Le poumon gauche	8,1	—	—
Le poumon droit .	5,4	—	—

L'orifice par lequel se fera la rupture sera ordinairement unique, 25 fois sur 31 cas ; mais on a pu en rencontrer jusqu'à 5.

L'hémoptysie, signe de l'ouverture, sera fractionnée et à répétition, ou foudroyante. Dans le premier cas, la survie pourra être quelquefois très longue, on l'a vue aller jusqu'à six ans.

Le traitement de cette terminaison des anévrismes est nul.

TABLE DES MATIÈRES

INTRODUCTION 5

CHAPITRE PREMIER. — *Rapports normaux de l'aorte et des voies respiratoires* 7

CHAPITRE II. — *Etiologie et physiologie pathogénique de la rupture des anévrismes de l'aorte dans les voies respiratoires* 10

A. Nature envahissante et pouvoir destructeur de l'anévrisme 10

B. Causes qui permettent à l'anévrisme de faire issue dans les voies respiratoires 12

1° Trachée et bronches 12

2° Poumons. 14

C. Causes qui déterminent la rupture de l'anévrisme . 15

CHAPITRE III. — *Anatomie pathologique*. 18

Siège de l'anévrisme et lieu de son ouverture 18

Etude de l'ouverture 21

Du côté de l'anévrisme 21

Du côté de la trachée et des bronches 22

Du côté du poumon 23

Autres altérations qu'on peut rencontrer sur la trachée, les bronches et les poumons 23

Lésions histologiques 24

CHAPITRE IV. — *Symptômes*. 26

1° Signes qui précèdent l'ouverture. 27

A. Rayon Röntgen 27

B. Symptômes de compression 29
a) Œsophage 29
b) Artères et veines 29
c) Nerfs 31
d) Trachée 31
e) Bronches. 34
2° Signes qui accompagnent l'ouverture 35
A. Hémoptysies fractionnées et à répétition. Pronostic. 35
B. Hémoptysie foudroyante 38

Chapitre V. — *Physiologie pathologique des hémoptysies*. 40
A. Hémoptysie foudroyante 40
B. Hémoptysies fractionnées. 40
1° Rupture du sac 40
2° Sans rupture du sac 41
a) Par ulcération de la trachée et des bronches . . 41
b) Par lésion de la muqueuse non ulcérée 41
c) D'origine pulmonaire. 41
α. Par lésion organique 41
β. Par phénomènes réflexes. 42

Chapitre VI. — *Diagnostic de l'ouverture* 43
A. Est-ce un anévrisme qui donne les hémoptysies . . 43
B. On a affaire à un anévrisme de l'aorte, les hémoptysies sont-elles dues à la rupture du sac . . . 46

Chapitre VII. — *Traitement* 47

Observations. 49
Ouverture dans la trachée. 49
Ouverture dans les bronches 64
Ouverture dans les poumons 76

Conclusions 81

Lyon. — Imp. A. Rey, 4, rue Gentil. — 31033

www.ingramcontent.com/pod-product-compliance
Ingram Content Group UK Ltd.
Pitfield, Milton Keynes, MK11 3LW, UK
UKHW021200220726
13924UKWH00003B/1231